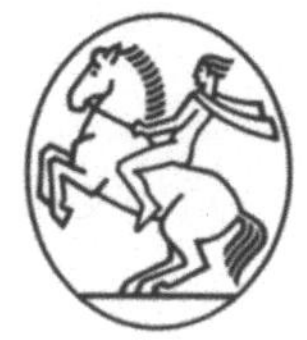

G. Baumgartner und A. Moritz
(Herausgeber)

# Hyaluronidase

Anwendung in der Onkologie
Übersicht über experimentelle
und klinische Daten

Unter Mitarbeit von
G. Baumgartner, A. Horaczek, H. P. Kluza,
U. Maier, A. Moritz, H. Neumann,
H. Partsch, K. S. Zänker

Springer-Verlag Wien New York

Univ.-Doz. Dr. Gerhard Baumgartner

Vorstand der 5. Medizinischen Abteilung mit Onkologie,
Krankenhaus der Stadt Wien-Lainz

DDr. Alfred Moritz

Leiter der Abteilung Medizin,
Biochemie GesmbH, Wien



Mit 11 Abbildungen

Umschlagbild: Gliomzelle des Menschen.
Diese bildet einen Hyaluronidase-sensitiven Hof aus,
der einen Zellkontakt mit Lymphozyten verhindert.

CIP-Titelaufnahme der Deutschen Bibliothek

**Hyaluronidase**: Anwendung in d. Onkologie; Übersicht über
experimentelle u. klin. Daten/Hrsg.: G. Baumgartner. - Wien; New York: Springer, 1988
    ISBN-13:978-3-211-82098-8     e-ISBN-13:978-3-7091-9017-3
    DOI: 10.1007/978-3-7091-9017-3
NE: Baumgartner, Gerhard [Hrsg.]

ISBN-13:978-3-211-82098-8

# *Geleitwort*

Nachdem Ende der vierziger Jahre die tumorhemmende Wirkung von Stickstoff-Lost und anderen alkylierenden Substanzen erkannt worden war, wurde eine große Zahl biochemisch verschieden auf die Tumorzelle wirkender Substanzen in die Klinik eingeführt, wobei die Therapie immer durch deren Toxizität limitiert war. Die grundlegenden experimentellen Modelle von Skipper [Skipper H. E., Schabel F. M., Wilcox W. S. (1964) Experimental evolution of anticancer agents. XIII. On the criteria and kinetics associated with experimental leucemia. Cancer Chemother Rep. 35, 1] brachten dann in der Wahl des Zeitpunktes und der Dosierung neue Erkenntnisse. Weitere Fortschritte ergaben sich durch die neuen Möglichkeiten, Knochenmarksaplasien und andere Nebenwirkungen therapeutisch zu beherrschen. An erster Stelle stand dabei immer die Therapie der Leukämien, weil der „Tumor", also die leukämischen Zellen im Knochenmark, leicht zu erreichen war, während solide Tumoren allein durch ihren Aufbau und ihre Gefäßversorgung durch Zytostatika schwer angreifbar waren. Aus diesem Grund wurde immer wieder versucht, eine Zusatztherapie zu finden, die sicherstellen sollte, daß das Zytostatikum überhaupt die Tumorzellen erreicht. So wurden Trägermoleküle an Zytostatika gebunden, um möglichst gezielt in Tumorzellen eingeschleust zu werden, es wurde Heparin verabreicht, um die Mikrothrombosen aufzulösen, und es wurde durch Hyperthermie versucht, die Durchblutung des Tumors zu steigern.

In dieser Publikation ist ein neuer Weg aufgezeichnet, der sicherlich noch weiterer Untersuchung bedarf. Durch eine einfache klinische Beobachtung von Herrn Univ.-Doz. Dr. G. Baumgartner wurde das seit langem bekannte Enzym Hyaluronidase auch für die Tumortherapie interessant. Es zeigte sich, daß gegen Zytostatika resistente Tumoren auf die gleichen Präparate wieder ansprachen, wenn gleichzeitig entsprechend hohe Dosen von Hyaluronidase verabreicht wurden. Obwohl wir am Anfang sehr skeptisch waren, konnten wir uns von der positiven Wirkung tatsächlich überzeugen. Erst die Herstellung hoch konzentrierter Hyaluronidase durch die Firma Biochemie/Sanabo machte es aber möglich, klinisch grundlegende Untersuchungen anzustellen.

Natürlich wurde durch die Beobachtungen auch die Frage aufgeworfen, wieso diese Hyaluronidasewirkung überhaupt möglich ist. Ich glaube, daß dies bis heute nicht eindeutig zu beantworten ist. Wahrscheinlich wirken mehrere Mechanismen wie die Besserung der Permeabilität, die Wirkung auf die Mukopolysaccharide, eventuell die Beeinflussung von Tumorzellen direkt und anderes zusammen.

Die vorliegende Publikation umfaßt in kurzer Form das bisherige theoretische und klinische Wissen über die Hyaluronidasewirkung. Dieses Wissen ist sicher noch nicht ausreichend, aber viele Ergebnisse sind eindrucksvoll. Es ist zu hoffen, daß das Buch dazu beiträgt, daß nicht nur weitere klinische Studien durchgeführt werden, sondern auch die experimentelle und die Grundlagenforschung über die hier sichtbar gewordenen Möglichkeiten angeregt wird.

Wien, im Herbst 1988                                 Prof. Dr. A. Stacher


## *Danksagung*

Frau Gerlinde Nigl danken wir für die unterstützende Mitarbeit bei der Erstellung des Manuskriptes. Herrn Frank Christian May vom Springer-Verlag in Wien sind wir zu Dank verpflichtet für seine Beratung und die Gestaltung des Buches.

# *Inhaltsverzeichnis*

# *Mitarbeiterverzeichnis*

Doz. Dr. *Gerhard Baumgartner*, III. Medizinische Abteilung, Hanusch-Krankenhaus Wien (Vorstand: Prof. Dr. A. Stacher); Seit 1988: Vorstand der 5. Medizinischen Abteilung mit Onkologie, Krankenhaus der Stadt Wien-Lainz, Wolkersbergenstraße 1, A-1130 Wien.

Oberarzt Dr. *Alfred Horaczek*, Neurochirurgische Universitätsklinik (Vorstand: Prof. Dr. W. Koos), Währinger Gürtel 18-20, A-1090 Wien.

Assistenzarzt Dr. *Hans Peter Kluza*, Abteilung Medizin, Biochemie Gesellschaft mbH — Wien, Brunner Straße 59, A-1235 Wien.

Doz. Dr. *Ulrich Maier*, Urologische Universitätsklinik, Wien (Suppl. Leiter: Doz. Dr. O. Zechner), Alser Straße 4, A-1090 Wien.

Dr. med. Dr. med. vet. *Alfred Moritz*, Leiter der Abteilung Medizin, Biochemie Gesellschaft mbH — Wien, Brunner Straße 59, A-1235 Wien.

Prof. Dr. *Hans Neumann*, Vorstand der Hals-, Nasen-, Ohrenabteilung, Hanusch-Krankenhaus, Heinrich-Collin-Straße 30, A-1140 Wien.

Prof. Dr. *Hugo Partsch*, Vorstand der Dermatologischen Abteilung, Wilhelminenspital der Stadt Wien, Montleartstraße 37, A-1160 Wien.

Prof. Dr. *Kurt S. Zänker*, Institut für Immunologie, Universität Witten/Herdecke, Stockumer Straße 10, D-5810 Witten-Annen, Bundesrepublik Deutschland.

# 1 Einleitung

Das Enzym Hyaluronidase wurde 1928 entdeckt und wurde seither experimentell und therapeutisch vielfältig angewendet. Als Mukopolysaccharidase löst es die geleeartige, hauptsächlich aus Hyaluronsäure gebildete Interzellularsubstanz und beschleunigt dadurch den Transport verschiedenster Substanzen in und aus dem Gewebe. In dieser Eigenschaft wird Hyaluronidase seit Jahrzehnten überall dort lokal angewendet, wo die rasche Resorption eines Medikamentes oder von Flüssigkeiten aus dem Bindegewebe (z. B. der Subkutis) gewünscht wird. Hyaluronidase wirkt der lokalen Ödembildung durch beschleunigte Diffusion von Extrazellulärflüssigkeit in das umliegende Gewebe entgegen und wurde auch zur Verflüssigung zäher und eingedickter Sekretmassen (z. B. bei kavitärer Phthise) angewendet.

Neuere Studien über die systemische Anwendung von Hyaluronidase beim akuten Myokardinfarkt haben vielversprechende, durch den Wirkungsmechanismus gut erklärbare Ergebnisse im Tierexperiment gezeigt. Entsprechende klinische Studien beim Menschen sind auch positiv verlaufen, wurden jedoch durch Ergebnisse, die mit Streptokinase, Urokinase, und neuerdings Plasminogenaktivatoren, erzielt wurden, überholt.

Eine klinische Beobachtung (1982) ließ vermuten, daß parenteral zugeführte Hyaluronidase zu einer Besserung im Befinden einer Myelompatientin beitrug. Daraufhin wurde gezielt Hyaluronidase im Rahmen von Zytostatikatherapie verschiedener Tumoren eingesetzt und die Erstbeobachtung wiederholt bestätigt (Kluza 1985). Dies veranlaßte die Autoren, vorliegende Übersicht über experimentelle und klinische Daten zu verfassen. Vor allem sollte versucht werden, die klinischen Ergebnisse soweit wie möglich experimentell zu untermauern. Die neuesten experimentellen Ergebnisse (Kohno 1988) lassen kontrollierte klinische Studien gerechtfertigt erscheinen.

# 2 Chemisch-physikalische Eigenschaften

Hyaluronidase wird aus Rindertestes extrahiert und liegt hochgereinigt mit einer Enzymaktivität von ca. 50.000 IE/mg als weißes, geruchloses, leicht wasserlösliches Lyophilisat vor. Das Enzym ist ein Proteingemisch, dessen Aminosäurenzusammensetzung aus dem molaren Verhältnis von 18 Aminosäuren quantitativ erfaßt ist.

Gelchromatographisch und mittels Gelelektrophorese (SDS) wurden drei Hauptbanden gefunden. Nach dem Molekulargewicht geordnet, liegen die Fraktionen bei 26.000 MG, 60.000 MG und 80.000 MG, (Prischl 1984).

# 3 Pharmakodynamik

## 3.1 Wirkung von Hyaluronidase

Schon 1928 wurde von F. Duran-Reynals entdeckt, daß durch Zusatz von Tcstcscxtrakten die zwei- bis dreidimensionale allgemeine Ausbreitung beliebiger Agentien in den Geweben gesteigert werden kann (Duran-Reynals 1928). Diese Eigenschaft, vorerst als Spreadingfaktor bezeichnet, wurde etwa ein Jahrzehnt später als Wirkung eines Enzyms identifiziert, welches hyaluronsäurehaltige Mukopolysaccharide spaltet (Gibian 1959). Dieses Ferment findet sich in hohem Maße außer im Hoden und Nebenhoden im Sperma, in der Haut und im Hinterlappen der Hypophyse, in geringerer Konzentration in der Niere, Leber, Skelettmuskulatur, im Uterus, in der Plazenta, im Ovar, im Nasensekret und in der Tränenflüssigkeit. Nach verschiedenen Infektionskrankheiten wird Hyaluronidase im Blut von Rekonvaleszenten gefunden, ebenso im Blut und teilweise auch im Urin von Trägern verschiedener maligner Tumoren. Verschiedene Infektionserreger produzieren ebenfalls Hyaluronidasen: Strepto-, Staphylo-, Pneumokokken, Bacillus anthracis (Milzbrand), Clostridien (z. B. Gasbranderreger), Proteus vulgaris, Flavobacterium. Auch im Schlangen- und Bienengift sind Hyaluronidasen nachweisbar, ebenso in der Speicheldrüse von Blutegeln (Hirudo medicinalis) (Breu 1952, Kolarova 1977, Meyer 1971, Panazzolo 1971, Platt 1973).

## 3.2 Hyaluronsäuren

Hyaluronsäuren sind Mukopolysaccharide, die, an Proteine gebunden, sich in vielen Geweben des Organismus von streng mesodermaler Herkunft in fein verteilter Form finden (Breu

1952). Sie haben unterschiedliche Kettenlängen, aufgebaut aus Wiederholungseinheiten von N-Acetylhyalobiuronsäure, einem Disaccharid aus Glucuronsäure mit N-Acetylglucosamin (Meyer 1971). Sie werden im menschlichen Organismus in besonders hoher Konzentration im Glaskörper des Auges gefunden, ferner in der Whartonschen Sulze der Nabelschnur, in den Nuclei pulposi der Zwischenwirbelscheiben, in der Synovialflüssigkeit der Gelenke, in den interfibrillären Räumen der Subkutis, des weiteren in der Kittsubstanz, die in verschiedenen epithelialen Organen die einzelnen Zellen des Gewebes miteinander verbindet. Hyaluronsäuren überziehen Zelloberflächen, bilden einen Hof um einzelne Tumorzellen (McBride 1979, Zänker 1982, 1985) und werden auch an Oberflächen von Mikroorganismen, vor allem von Kapselträgern, gefunden. Hyaluronsäuren bilden auch die Kittsubstanz der Granulosazellen um das Säugetier-Ei. Diese Zellschicht wird von der Hyaluronidase der Spermien vor dem Befruchtungsvorgang durchbrochen (Breu 1952).

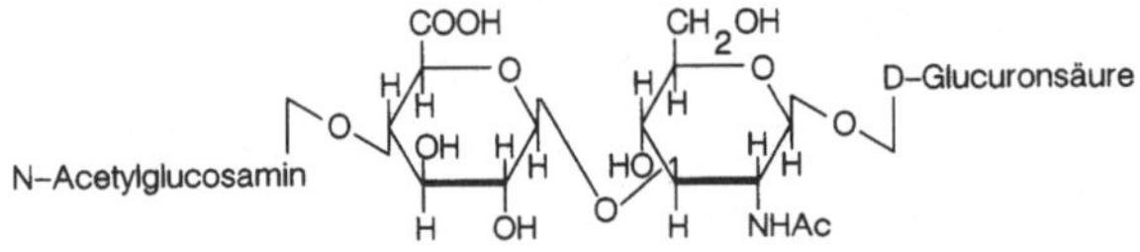

**Abb. 1.** Strukturformel der Hyaluronsäure (Ammon 1959)

## 3.3 Enzymatischer Reaktionsmechanismus

Hyaluronidase aus Stierhoden ist eine endo-N-Acetylhexosaminidase, sie katalysiert die hydrolytische Spaltung von (beta)glycosidischen Bindungen an solchen Hexosaminylresten, die im Inneren einer Polysaccharidkette liegen (Meyer 1971).

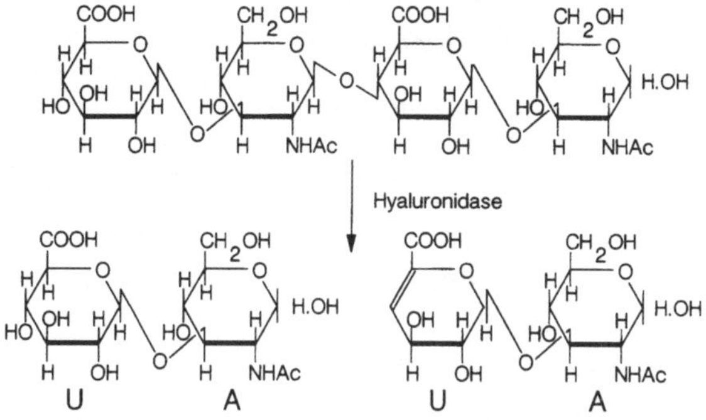

**Abb. 2.** Hydrolytische Spaltung von Hyaluronsäure durch Hyaluronidase
(Meyer 1971)

Dabei entsteht aus Hyaluronsäure als Hauptprodukt ein Tetrasaccharid mit einem N-Acetylglucosaminyl-Rest als reduzierender Endgruppe:

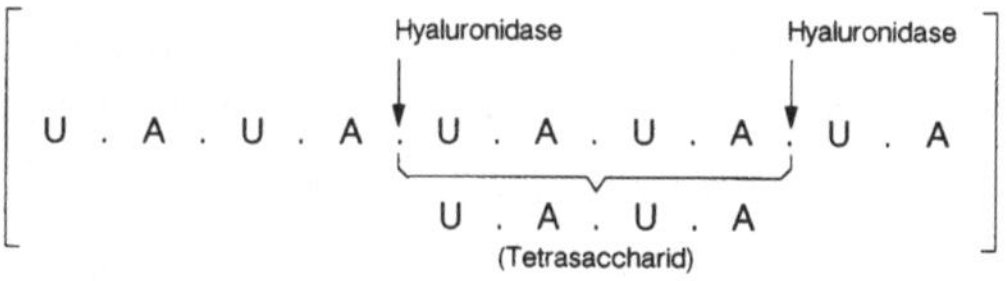

A ... N-Acetylglucosamin          U ... Glucuronsäure

## *3.4 Wirkungen von Hyaluronidase am biologischen Objekt*

Zwei Erscheinungen, die durch die biologische Fermentwirkung zu beobachten sind, sind von theoretischem und praktischem Interesse:

– Die Förderung des Spreading oder der Diffusion von Lösungen, Suspensionen oder Emulsionen im Gewebe (dreidimensionaler Vorgang),

– die Steigerung der Permeabilität von Membranen (eindimensionaler Vorgang).

## *3.5 Das Erscheinungsbild des Spreading und seine Förderung durch Hyaluronidase*

Intrakutane, subkutane oder intramuskuläre Injektionen bewirken eine von vielen Versuchsbedingungen abhängige allgemeine Diffusion (Ausbreitung = Spreading) der betreffenden gespritzten Lösung (bzw. Suspension oder Emulsion) ins umliegende Gewebe. Hyaluronidasezusätze können diese Vorgänge räumlich fördern und zeitlich beschleunigen. Die Spreadingwirkung von Hyaluronidase wurde in einer Vielzahl experimenteller Arbeiten nachgewiesen. Sie ist gekennzeichnet und meßbar durch:

1. Vergrößerung der durch irgendeinen Indikator markierten Ausbreitungsfläche;

2. Vergrößerung einer direkt sichtbaren oder tastbaren Quaddel;

3. den vorverlegten Zeitpunkt des Verschwindens dieser Quaddel;

4. die Minderung des zur Injektion aufzuwendenden Drucks;

5. die Erhöhung der Infusionsgeschwindigkeit;

6. das beschleunigte Auftreten der benutzten Substanz an anderen Körperteilen, bestimmten Organen oder Exkreten, damit zusammenhängend an beschleunigten, verstärkten oder veränderten Wirkungen von Pharmaka.

Die Wirksamkeit von Antitoxinen und Immunseren wird durch gleichzeitigen Hyaluronidasezusatz eindeutig beschleunigt und verstärkt (z. B. bei Schlangengiften, Diphtherie, Tetanus, Rickettsien) (Meyer 1971, Gibian 1959).

Pathogene Keime können unter Hyaluronidasezusatz beschleunigt Infektionen hervorrufen, sofern die sogenannte „kritische Keimzahl" nicht unterschritten wird. Infolge der durch die Hyaluronidase verstärkten Ausbreitung würde sonst die zur Manifestation der Infektion nötige minimale Gewebekonzentration den Effekt ins Gegenteil verkehren. Die Erhöhung der Aktivität des Pockenvirus durch Zusätze von Testesextrakten war Anlaß zur Entdeckung des Spreadingfaktors durch F. Duran-Reynals (1928).

*Anmerkung: Hyaluronidasen sind immer Spreadingfaktoren, aber nicht alle Spreadingfaktoren sind Hyaluronidasen.*

### 3.5.1 Beeinflussung der Membran- und Gefäßpermeabilität durch Hyaluronidase

Die Durchlässigkeit der Kapillarwand wird durch ihre Hauptelemente, die Endothelzellen, den zwischen diesen lagernden Kitt und die äußere, perikapilläre Scheide wesentlich bestimmt. Nur die letztere scheint hyaluronidaseempfindliche Substanzen zu enthalten. Der Durchtritt iv-applizierter Farbstoffe wird durch Hyaluronidase ohne Schädigung der Kapillarwand erleichtert (Gibian 1959).

Bei genauer Untersuchung roher und hochgereinigter Hyaluronidase aus Rindertestes wurde eine Komponente entdeckt, welche die Kapillarpermeabilität nach intrakutaner Gabe in der Rattenhaut eindeutig steigert. Diese Komponente ist aufgrund chemischer Eigenschaften nicht mit dem Enzym Hyaluronidase identisch, sonder gehört wahrscheinlich einer Verunreinigung an. Dieser „Permeabilitätsfaktor" wird nicht durch Inhibitoren im Serum gehemmt wie Hyaluronidase, was die längerdauernde biologische Wirkung von Hyaluronidasepräparaten aus Rindertestes erklärt (Houck 1979).

Nach Philpott wird Hyaluronidase in entzündetem oder traumatisiertem Gewebe angereichert gefunden, wahrscheinlich ist das Enzym für die erhöhte Gefäßpermeabilität in diesen Geweben verantwortlich. Versuche mit verschiedenen Farbstoffen haben eine Erhöhung der Kapillarpermeabilität durch Hyaluronidase nachgewiesen. Die Erhöhung der Permeabilität ist aber nicht auf eine Zerstörung der Kapillarwände oder Endothelien, sondern auf eine Änderung der mechanischen Konsistenz im perikapillaren Gewebe (Adventitia) und Lockerung der Endothelzellverbindungen zurückzuführen (Philpott 1965).

*Wirkung von Hyaluronidase auf die Basalmembrane*

Nach Vorbehandlung mit Hyaluronidase werden nur die äußeren Lamellen etwas abgehoben, die Struktur der Lamellen selbst wird nicht gestört, im Gegensatz zu Kollagenasen, welche eine extreme

Faltenbildung der Membrane und Granulabildung hervorrufen (Zimmermann 1982).

Nach präklinischen Untersuchungen kann geschlossen werden, daß Hyaluronidase im Rahmen der Wasserrückresorption in der Niere selbst eine Rolle spielt. Bei längerem Flüssigkeitsentzug wird körpereigene Hyaluronidase auch beim Menschen im Harn vermehrt gefunden (Law 1978).

Negativ verliefen Versuche an der Plazentaschranke (für Sulfonamide) und an der Blut-Kammerwasser-Schranke (Fluoreszein am Menschen). Intravenöse Hyaluronidasegaben sollen die Durchlässigkeit der Blut-Synovia-Schranke steigern.

Im Gegensatz zu Kollagenase, Pepsin und Pronase (Gemisch verschiedener Proteasen aus Streptomyces griseus, spaltet alle Peptidbindungen) kann Hyaluronidase die Blut-Hirn-Schranke gesunder Individuen nicht durchbrechen (Robert 1974). Dies erklärt die niedrige Konzentration von Hyaluronidase im gesunden Hirngewebe nach intravenöser oder peritonealer Verabreichung.

Intraartikulär gegebene Hyaluronidase beschleunigt das Auftreten gleichzeitig injizierter Farbstoffe im Kreislauf. Der Durchtritt von Antibiotika aus dem Kreislauf in die Synovialflüssigkeit wird durch Hyaluronidase ebenfalls eindeutig gefördert.

Schließlich sollen Intraperitonealspülungen mit Hyaluronidasezusatz die bei Kaninchen infolge Ureterenligatur angestiegenen Blutstickstoffwerte stärker senken, ferner intrapleural mit Ferment zusammen gespritzter Farbstoff beschleunigt im Harn auftreten (Gibian 1959).

Über die Verbesserung der Pharmakokinetik verschiedener Arzneimittel siehe Kapitel „Klinische Anwendungen von Hyaluronidase".

### 3.6 Hyaluronsäuren im Tumorzellgewebe

Es ist bekannt, daß bei vielen malignen Tumoren in Blut und Harn Hyaluronsäuren gefunden werden (z. B. beim Neuroblastom, Retikulosarkom, bei der Mastozytose). In der Pleuraflüssigkeit und im Aszites von Patienten mit Mesotheliom, metastasierenden Adenokarzinomen und in den Zysten des Cystadenoma pseudomucinosum werden ebenfalls Hyaluronsäuren gefunden (Morse 1967).

Den Nachweis für hohe Hyaluronsäurekonzentrationen in der interzellulären Matrix von Malignomen und in Serum und Harn von Tumorträgern haben bereits viele Autoren beschrieben (Bacchus 1965, Balazs 1952, Bradbury 1970, Delpech 1985, Fantoni 1981, Skyvova 1973).

In eingehenden histopathologischen Studien mittels Tumorzellkulturen wurde festgestellt, daß bis zu 80% der malignen Zellen von einem durchsichtigen Hof umgeben sind, der einen direkten Kontakt mit Elementen der zellulären Immunabwehr (T-Lymphozyten, NK = natural killer cells) verhindert. Dieser Hof ist mit gängigen Färbemethoden nicht darstellbar, besitzt keine sichtbare Struktur und umgibt die Tumorzelle in einer Stärke von 2 − 17 mcm, durchschnittlich 8,8 mcm. Auch bei dichtester Überlagerung von Lymphozyten kommt es nie zu einem Kontakt der Zelloberflächen von Lymphozyten mit denen der Tumorzellen.

Werden derartige Zellen mit Lösungen von Hyaluronidase versetzt, löst sich dieser Hof innerhalb von drei Minuten, und die Abwehrzellen können ihre zytotoxische Wirkung entfalten. Bei einer Konzentration von 10 IE/ml Hyaluronidase in der Zellkultur werden (ohne Immunzellen) keine Änderungen in der Morphologie und im Zellwachstum beobachtet. Wird das Enzym wieder ausgewaschen, bildet sich innerhalb von zwei Stunden der schützende Hof wieder aus. Andere Enzyme (Proteasen, Pepsin, Trypsin, Neuraminidasen, Kollagenasen, DNasen und RNasen) können diesen Hof nicht auflösen, außer bei Verwendung höchster, toxischer Konzentrationen. Die genaue Zusammensetzung dieses Hofes ist noch unbekannt. Gesichert ist lediglich die Tatsache, daß er enzymatisch ausschließlich durch Hyaluronidase gelöst werden kann, und die Tumorzelle derart demaskiert von immunkompetenten Zellen angegriffen wird. Die zytotoxische Wirkung auf einen mit Hyaluronidase vorbehandelten Zellstamm ist im Durchschnitt dreifach bis zehnfach stärker als ohne Hyaluronidase (McBride 1979, Zänker 1982).

**Tabelle 1.** Einfluß von Hyaluronidase bei Hofbildung und Toxizität von NK-Zellen bei Gliomzellen (Zänker 1982)

| Tumorzellart | Hyaluronidase ohne/mit Zusatz | durch NK (= Lymphozyten) zerstörte Tumorzellen | Hofbildung |
|---|---|---|---|
| Gesamtkollektiv unveränderter Gliomzellen* | ohne Zusatz<br>+ 10 IE/ml | $17 \pm 2\%$<br>$27 \pm 6\%$ | +<br>( + ) − |
| Geklonte Linie mit Hofbildung | ohne Zusatz<br>+ 10 IE/ml | $7 \pm 2\%$<br>$68 \pm 12\%$ | + + +<br>+ |

* Astrozyten (human), unmittelbar postoperativ in Phosphatpufferlösung gewaschen und für die Zellkultur präpariert
*NK* natural killer cells

Neueste experimentelle Ergebnisse zeigen, daß Tumorzellen (auch vom Menschen) diesen offensichtlich hyalonsäurehältigen Hof als Antwort auf die Anwesenheit makromolekularer Faktoren aus T-Lymphozyten (Lymphokine und Monokine) im peripheren Blut produzieren (Dick 1983).

In allen Tumoren sind Glykosaminglykane vermehrt vorhanden, meistens bestehen sie zum überwiegenden Teil aus Hyaluronsäuren. Der Gehalt an Hyaluronsäure variiert zwischen 10% (Chiba-chicken-Sarkom) und 100% (alle Tumoren mesodermalen Ursprungs). Pankreaskarzinome (Mensch) enthalten z. B. 90% Hyaluronsäuren und 10% Glykosaminglykansulfate. Die Wirkung dieser erhöhten Hyaluronsäurekonzentrationen im malignen Gewebe wird folgendermaßen interpretiert:

1. Hyaluronsäuren und Glykosaminglykane spielen eine wichtige Rolle bei der Zellteilung und Zellproliferation von unreifem (Tumor-)Gewebe.

2. Sie behindern einerseits immunologische Mechanismen zur Erkennung von antigenen Zelloberflächenstrukturen durch natürliche immunkompetente Zellen. Eine ausreichende Immunantwort

gegen einen Tumorzellstamm wird durch den „Mantel" aus Hyaluronsäure verhindert.

3. Andererseits verringert dieser „Mantel" die Adhäsivität von bereits sensibilisierten Lymphozyten, und derart maskierte Tumorzellen und Tumorzellverbände entgehen damit der natürlichen Elimination.

4. Ein zusätzlicher Schutzmechanismus für verschiedene Tumore besteht in der gleichzeitigen Bildung von Hyaluronsäure und Hyaluronidase. Diese Tumorhyaluronidase setzt viele kleine Bruchstücke von Hyaluronsäure frei. Dadurch werden die (in geringer Konzentration) natürlich vorkommenden Serumhyaluronidasen kompetitiv gehemmt, und auch die Tumorhyaluronidase wird in ihrer Enzymaktivität soweit blockiert, daß die eigentliche Hyaluronsäureschutzhülle nicht durch „Selbstverdauung" zerstört wird. Dieser Feed back-Mechanismus garantiert ein Gleichgewicht von Hyaluronsäure und Tumorhyaluronidase (Varma 1983). In einer Reihe von experimentellen Arbeiten hat Fiszer-Szafarz nachgewiesen, daß nicht nur in Hirntumoren, sondern auch in der extrazellulären Flüssigkeit anderer Tumoren verschieden hohe Konzentrationen von Tumorhyaluronidase vorkommen, zum Teil in höheren Konzentrationen als im gesunden Gewebe des gleichen Ursprungs (z. B. Leberzellen). Der Grund liegt in einer beschleunigten Ausschleusung von Hyaluronidase aus dem Golgi-Apparat der Tumorzellen in die Lysosomen. Verglichen mit normalen homologen Zellen enthalten die Lysosomen von Tumorzellen dagegen fast keine *aktive* Hyaluronidase. Erst wenn ein Homogenat aus Tumorlysosomen mit normalem Zellhomogenat gemischt wird, werden höhere Hyaluronidaseaktivitäten gemessen, als im normalen extrazellulären Gewebe vorkommen. Diese Tatsache scheint zu beweisen, daß in den Lysosomen der Tumorzellen die Hyaluronidase noch *inaktiv* ist, vor allem wegen der erhöhten Zellteilungsrate und der Bildung von zunehmend unreiferen und undifferenzierteren Zellen. Zur Produktion von aktiver Hyaluronidase werden etwa 500 Stunden benötigt, die Zeit zwischen der erfolgreichen Teilung zweier Generationen von Tumorzellen (z. B. Hepatom) beträgt allerdings nur 50 − 175 Studen. Die Ausreifung erfolgt daher erst im

extrazellulären Raum. Je nach Reifegrad der Tumorzellen liegen nun unterschiedlich höhere oder niedrigere Konzentrationen von aktiver Tumorhyaluronidase vor. Parallel dazu kann daher die Hyaluronsäurekonzentration um die Tumorzellen und Tumorzellverbände mit fortschreitender Entdifferenzierung und höherer Zellteilungsrate weit über die Norm ansteigen (Fiszer-Szafarz 1981, Varma 1983).

## 3.7 Einfluß von Hyaluronsäuren auf Tumorwachstum und Metastasierung

Untersuchungen mit menschlichen Wilms-Tumorpräparationen haben ergeben, daß Extrakte der Mukopolysaccharide (= Hyalonsäuren) von der Tumorzelloberfläche für in vitro gezüchtete Nieren- und Lungenzellkulturen wachstumsfördernd wirken. Dabei ist interessant, daß keine Wachstumsförderung bei Haut- oder Muskelzellkulturen zu beobachten ist. Wilms-Tumormetastasen findet man hauptsächlich in der Lunge. Der Autor dieser Studie schließt daraus, daß die Mukopolysaccharidhöfe um die Tumorzellen eine wichtige Rolle bei der Metastasierung spielen, indem dieses Material an der Stelle der Absiedelung einer metastasierenden Zelle einen spezifischen Haftmechanismus gewährleistet − und anschließend bei der Proliferation der malignen Zelle eine positive Wirkung ausübt (Beierle 1971).

Pessac hat aus dem Serum von Tumorträgern einen Faktor isoliert, der die Bildung von Zellaggregationen in vitro steigert. Dieser Faktor konnte nur durch Zusatz von Hyaluronidase zerstört werden, aber nicht durch DNase, RNase, Kollagenase, Trypsin, Pronase oder Neuraminidase. Der Schluß liegt daher nahe, daß der aggregationsfördernde Faktor aus Hyaluronsäuren besteht, was durch weitere experimentelle Arbeiten bewiesen wurde. Dabei wurde auch festgestellt, daß maligne, transformierte Zellen mehr saure Mukopolysaccharide (Hyaluronsäuren) produzieren als ihre Stammzellen vor der Transformation durch Viren (Pessac 1972).

In Zellkulturen bilden virustransformierte Tumorzellen daher einen dickeren Mukopolysaccharidhof aus als normale Zellen.

Nach Einwirkung von Hyaluronidase können aus diesen Höfen in hoher Konzentration Viruspartikel isoliert werden. Eine spezielle Färbemethode mit Rutheniumrot läßt drei verschiedene Schichten in dem Hof erkennen, der die virustransformierten Tumorzellen umgibt. Die gleiche Schichtenfolge haben auch die Höfe der RNA-Viruspartikel vom Typ B und C. Folgende Funktionen und immunologische Eigenschaften werden diesen Höfen zugeschrieben: Sie haben eine große Bedeutung für die Haftung von RNA-Viruspartikeln an der Plasmamembran von Zellen, sie schützen das Virus vor enzymatischer Verdauung und maskieren es vor immunologischen Abwehrmechanismen. Es bestehen große Ähnlichkeiten in der Ultrastruktur der äußersten Hülle von RNA-virustransformierten und virusproduzierenden Tumorzellen und der Schutzhülle von RNA-Viruspartikeln der Typen B und C (Shigematsu 1973).

Auch gesunde Zellen, z. B. Fibroblasten oder Synovialzellen, besitzen einen derartigen Hof und sind damit in vitro ebenfalls vor der zytotoxischen Wirkung von sensibilisierten T-Lymphozyten geschützt (Fraser 1970).

Neueste Ergebnisse der Karzinomforschung haben sogar gezeigt, daß die meisten Mammakarzinomzellen in der Lage sind, durch Produktion vom Tumor Growth Factor b (TGFb) die Hyaluronsäureproduktion von Fibroblasten im Tumorgewebe zu stimulieren. Bei vielen Tumoren korreliert die Hyaluronsäureproduktion mit der Aggressivität des Tumors. Im Gegensatz dazu können Fibroblasten aus analogem, gesunden Gewebe nicht mit TGFb zur Hyaluronsäureproduktion angeregt werden, meist wird die vorhandene Produktion sogar gehemmt (Stern 1988).

Daß die hyaluronsäurehaltige Substanz um die Tumorzellen auch noch, wie im gesunden Gewebe, eine rein mechanische Funktion hat, wird klar, wenn ein Tumorgewebestück mit Hyaluronidase behandelt wird. Im Vergleich zu der meist verwendeten mechanischen Disaggregation (zur Herstellung von Zellsuspensionen für Zellkulturen) erreicht man mit Hyaluronidase signifikant mehr lebensfähige Zellen mit besserer Eignung zur Koloniebildung (Hamburger 1982, Rong 1985).

# 4 Tierexperimentelle Ergebnisse mit Hyaluronidase

## 4.1 Wirkung von Hyaluronidase auf Neoplasmen im Tierversuch

Über die Wirkung von Hyaluronidase auf Tumore verschiedenster Art ist sehr Gegensätzliches veröffentlicht worden. Die in älteren Arbeiten behauptete Begünstigung von transplantablen Mäusekarzinomen durch Hyaluronidasezusatz konnte nach Verwendung besser gereinigter Fermentpräparate nicht mehr bestätigt werden (Gibian 1959).

Durch intratumorale Gabe (Ehrlich-Asziteskarzinom der Maus) soll es zur mehrere Stunden andauernden Erhöhung der Mitoserate kommen (Seipelt 1967). Bei Mäusen, die mit einer kanzerogenen Substanz lokal behandelt werden, ist die Anzahl und Größe der daraus resultierenden Tumoren signifikant geringer, wenn intra- oder subkutan gleichzeitig Hyaluronidase appliziert wird (Pawlowski 1979).

Entgegen früheren Vermutungen hat die von Tumorzellen produzierte Hyaluronidase keinen Einfluß auf die Metastasierungsrate (im Tierversuch) (Coman 1947, Sargent 1983).

## 4.2 Gewebespiegel von Hyaluronidase bei Tumorträgern

Eine weitere Studie beschreibt die Verteilung von mit $C^{14}$-Tyrosin markierter Hyaluronidase nach intraperitonealer Verabreichung bei gesunden Ratten und Ratten mit malignem Hepatom. Der Vergleich ergab eine deutlich unterschiedliche Anreicherung in verschiedenen Geweben. Vor allem die Ratten mit malignem Hepatom zeigten gegenüber der Kontrollgruppe eine deutlich verminderte Aufnahme markierter Hyaluronidase in den gesunden Organen, wogegen höchste Konzentrationen von Hyaluronidase im Tumor gefunden wurde. Dieses Phänomen ist spezifisch für Hyaluronidase, da markierte Ribonuklease im Tumor nur unwesentlich höhere Konzentrationen als im gesunden Lebergewebe erreichen konnte (Korotkina 1968).

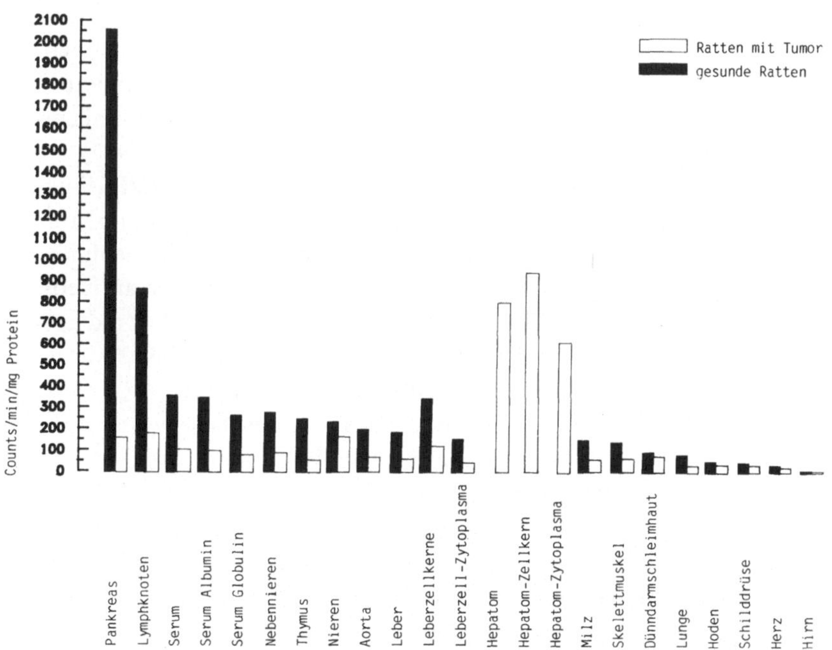


**Abb. 3.** Gewebespiegel gemessen anhand der Radioaktivität von $C^{14}$-markierter Hyaluronidase bei gesunden Ratten und Ratten mit malignem Hepatom (Korotkina 1968)

## *4.3 Steigerung der antineoplastischen Wirksamkeit von Zytostatika durch Hyaluronidase in vitro*

Am Arizona Cancer Center, Tucson (University of Arizona, College of Medicine), wurde der Effekt von 5-Fluorouracil (5-FU) alleine und in Kombination mit Hyaluronidase bei einer Reihe frischer menschlicher Tumorzellen mittels des "human tumor cloning assay" (nach Hamburger und Salmon) geprüft. Sowohl ausschließlich mit 20 IE/ml Hyaluronidase als auch mit 1 mcg/ml 5-FU betrug die mediane Überlebensrate der Tumorzellen durchschnittlich 70% (Range 100 − 45% bzw. 113 − 49%). In Kombination konnte die mediane Überlebensrate auf 54% (Range 78 − 19%) reduziert werden.

Bei 57% der durchgeführten Experimente wurde eine deutlich gesteigerte Sensitivität der Tumorzellen gegen die Kombination Hyaluronidase plus 5-FU gesehen. Ein Synergismus trat vor allem bei Mamma-, Lungen- und Ovarialkarzinomen auf (Liu 1987).

Eine ähnliche Untersuchung wurde an der II. Universitätsklinik für Gastroenterologie und Hepatologie in Wien durchgeführt. Mittels Bactecsystem wurde an sechs menschlichen Karzinomzellinien (2 Kolon-, 2 Magen-, 2 Pankreaskarzinomzellinien) der antineoplastische Effekt von Zytostatika (mit und ohne Hyaluronidase) auf das Tumorzellwachstum evaluiert. Die Zytostatika waren Doxorubicin, Vinblastin, Cis-Platin und Methotrexat.

Zunächst konnte in einzelnen Experimenten eine gewisse Eigenaktivität der Hyaluronidase beobachtet werden, wobei dieser Effekt zumeist dosisabhängig war. Ob diese Beobachtung klinisch relevant ist, oder ob es sich lediglich um ein in vitro-Phänomen handelt (z. B. Zerstörung der Integrität der Tumorzellmembranen mit konsekutivem Zerfall einzelner Zellen und Beeinträchtigung der Wachstumskonditionen der übrigen Zellen) ist zur Zeit unklar, letzteres ist aber zu vermuten.

Bei rund 30% aller Experimente zeigte die Hyaluronidase einen Einfluß auf den Zytostatikaeffekt, zumeist im Sinne einer Potenzierung der antineoplatischen Wirksamkeit. Dieses Phänomen verhielt sich zum Teil zytostatikaspezifisch (bei der kontinuierlichen

Zytostatikaexposition konnte z. B. mit Cis-Platin bei 4/6 Zellinien eine Wirkungspotenzierung beobachtet werden) und zum Teil zelllinienspezifisch (bei der kontinuierlichen Zytostatikaexposition konnte z. B. bei der Pankreaskarzinomzellinie für Doxorubicin, Vinblastin und Methotrexat eine Wirkungspotenzierung objektiviert werden). Dieser Effekt war ferner bei kontinuierlicher Zytostatikaexposition häufiger zu beobachten und allgemein stärker ausgeprägt als bei der einstündigen Zytostatikapräinkubation.

Derzeit kann nicht sicher ausgeschlossen werden, ob es sich bei dem Phänomen der Zytostatika-Wirkungspotenzierung nicht nur um das Produkt eines additiven Effekts im Zusammenhang mit der oben erwähnten (in vitro) antineoplastischen Hyaluronidaseeigenwirkung handelt.

Für die selten beobachtete Hyaluronidase-mediierte Inhibition der Zytostatikawirkung ergibt sich die Möglichkeit einer direkten chemischen Interferenz der Substanzen; alternativ (und mit größerer Wahrscheinlichkeit) handelt es sich um ein − ähnlich wie auch in anderen experimentellen Chemotherapiestudien beschriebenes (Clark 1982) − in vitro-Phänomen: in einzelnen Hyaluronidase-behandelten Kulturgefäßen wird gemäß der Eigenwirkung der Substanz die Zellanzahl um ein gewisses Ausmaß vermindert; die resultierende geringere Zelldichte impliziert (gegenüber dem zelldichteren Milieu in unbehandelten Kontrollschalen) günstigere Wachstumskonditionen (persönliche Mitteilung, W. Scheithauer, 4. April 1987).

Eine Versuchsanordnung, die durch Verwendung von sogenannten „Multicellular Tumor Spheroids" ein realistischeres, dreidimensionales Modell des Tumorgewebes in vitro darstellt, zeigt eindrucksvoll die Penetrationsverbesserung von Doxorubicin durch Hyaluronidase: Im Mount Sinai Medical Center New York (Departments of Neoplastic Diseases and Otolaryngology) wurden Tumorsphäroide aus Larynxkarzinomzellen (HEp-2) und Lungenkarzinomzellen (PC-10) hergestellt. Die Vorbehandlung der Tumorsphäroide (Lunge PC-10) mit 250 IE Hyaluronidase/ml Substanz über 24 h und 72 h erbrachte eine Wirksamkeitssteigerung von Doxorubicin um 20% (24 h) bzw. 70% (72 h), verglichen mit der Wirksamkeit von Doxorubicin ohne Hyaluronidase. Doxorubicin wurde jeweils eine Stunde nach Hyaluronidaseexposition für eine weitere Stunde zugefügt. Die lediglich einstündige Einwirkung von Hyaluronidase zeigte in diesem Modell keine Wirkungssteigerung von Doxorubicin.

Tumorsphäroide von Larynxkarzinomzellen (HEp-2) waren nach Hyaluronidase noch empfindlicher auf Doxorubicin. Schon nach einer Stunde Hyaluronidasevorbehandlung erhöhte sich die Absterberate der Larynxkarzinomzellen um das Sechsfache. In einer fluoreszenzmikroskopischen Untersuchungsreihe wurde nach einstündiger Behandlung mit Doxorubicin alleine eine Eindringtiefe von ein bis maximal zwei Zellschichten festgestellt. Wurden die Tumorsphäroide mit Hyaluronidase vorbehandelt, dann reichte die Eindringtiefe mit Doxorubicin bis in das Zentrum des Tumorsphäroids (Kohno 1988).

# 5 Pharmakokinetik

Die Bestimmung der Serumkinetik von intravenös verabreichter Hyaluronidase ist aus mehreren Gründen schwierig: Einerseits zirkuliert körpereigene Hyaluronidase im Blut, wobei humane und

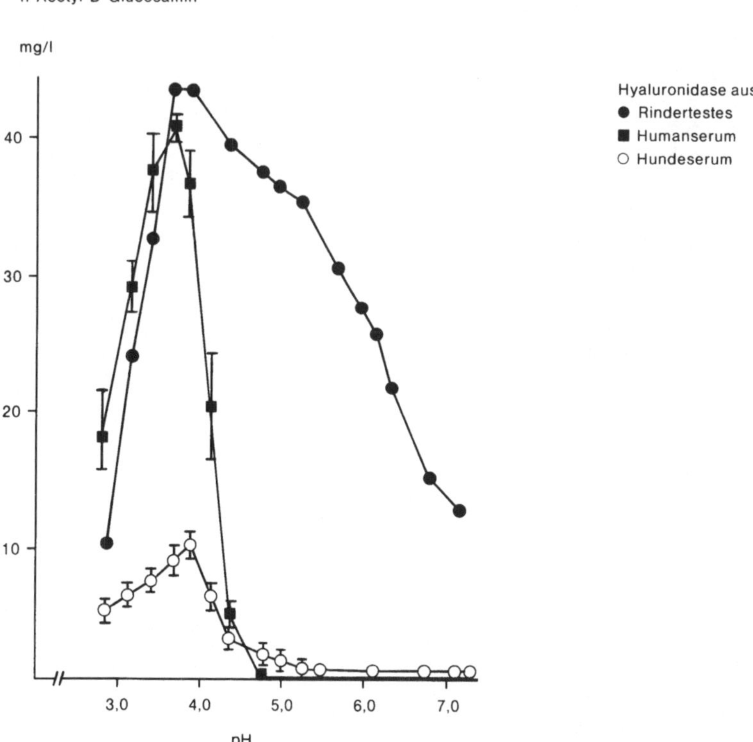



**Abb. 4.** Wirksamer pH-Bereich verschiedener Hyaluronidasen, festgestellt an der Konzentration des von ihnen bei verschiedenen pH-Werten freigesetzten N-Acetylglukosamins (Wolf 1982)

bovine Hyaluronidase in verschiedenen pH-Bereichen wirksam sein können.

Für alle Hyaluronidasen liegt das pH-Optimum zwischen 3,7 und 4,0. Serumhyaluronidasen vom Menschen und vom Hund sind über pH 5,3 inaktiv, während Hyaluronidase aus Rindertestes noch bis pH 7,5 wirksam ist (Wolf 1982). Andererseits zirkulieren in menschlichen und tierischen Seren natürliche Inhibitoren für Hyaluronidase aus Rindertestes (Salkie 1980).

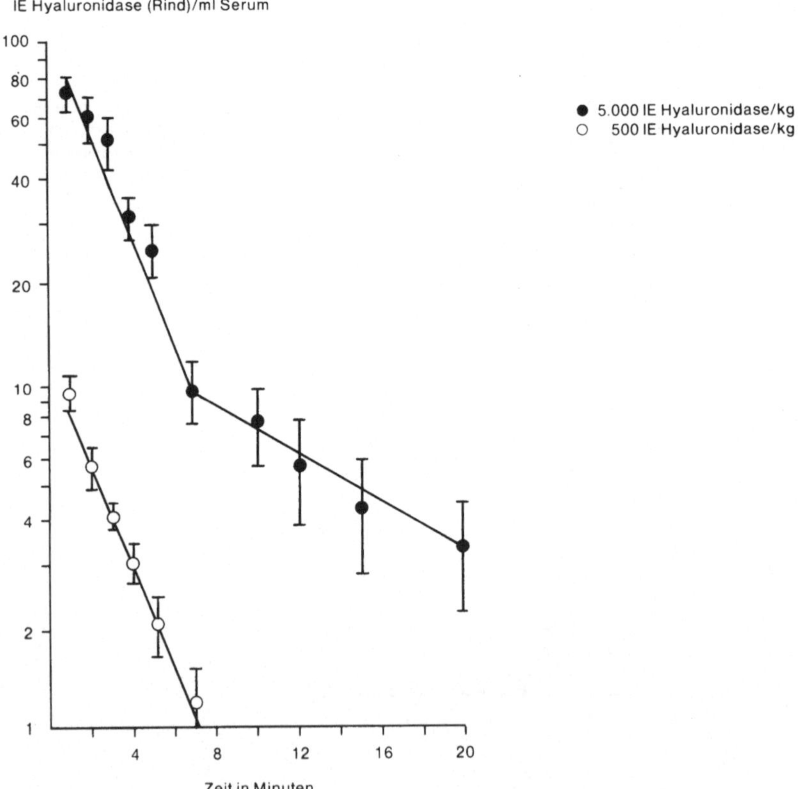


**Abb. 5.** Serumkinetik von Hyaluronidase aus Rindertestes bei jeweils acht Hunden (Wolf 1982)

## *5.1 Studien zur Pharmakokinetik (Hunde)*

Bei 500 IE Hyaluronidase pro Kilogramm beträgt der Peak (d. i.
der extrapolierte Hyaluronidasespiegel zur Zeit 0 Minuten) 9,3 IE
Hyaluronidase pro Milliliter Serum mit einer Halbwertszeit von
2,0 ± 0,1 min. Nach 10 min ist im Serum keine Hyaluronidase-
aktivität mehr feststellbar. Bei 5 000 IE Hyaluronidase/kg: Peak
92,2 IE Hyaluronidase/ml, Serumhalbwertszeit 2,1 ± 0,2 min, nach
45 min sinkt der Hyaluronidasespiegel unter die Nachweisgrenze.

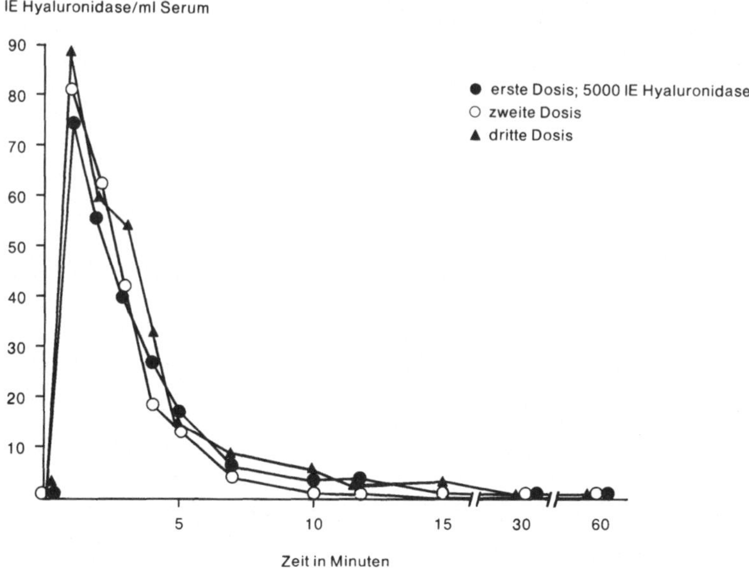


**Abb. 6.** Wiederholte Hyaluronidaseapplikationen bei einem Hund (Wolf
1982)

Drei aufeinanderfolgende intravenöse Gaben von 5 000 IE
Hyaluronidase im Abstand von jeweils zwei Stunden zeigen gleich
rasche Elimination. Wiederholte Gabe von Hyaluronidase führt
nicht zu anhaltenden Serumspiegeln, die Kinetik wird durch vor-
angegangene intravenöse Gabe nicht verändert.

## *5.2 Serumkinetik bei der Ratte*

Nach einem iv-Bolus von 5 000 IE Hyaluronidase/kg beträgt der
Peak 129,4 IE/ml Serum, die Serumhalbwertszeit 3,2 ± 0,3 min.


**Tabelle 2.** Gewebespiegel von radioaktiv markierter Hyaluronidase bei der
Ratte 20 min nach iv-Applikation (Wolf 1982)

| Gewebe | Aktivität von Jod$^{125}$/g Gewebe (Counts/min) | Anteil an der Gesamtmenge von injiziertem Jod$^{125}$ (%) |
| --- | --- | --- |
| Urin | 2 159 | 1,8 |
| Leber | 1 120 | 30,0 |
| Milz | 725 | 1,0 |
| Gallenblase | 372 | <0,1 |
| Niere | 334 | 1,8 |
| Auge | 295 | <0,2 |
| Lunge | 161 | 0,4 |
| Dünndarm | 143 | 12,0 |
| Herz | <100 | <0,2 |
| Skelettmuskulatur | <100 | 19,0 |
| Haut | <100 | 8,6 |


Durch Verwendung radioaktiv markierter Hyaluronidase kann
nachgewiesen werden, daß die kurze Halbwertszeit nicht durch
Inaktivierung im Serum erklärbar ist, sondern daß die Hyaluro-
nidasemoleküle zum Großteil rasch aus dem Blutkreislauf ins Gewebe austreten.

# 6 Serumkinetik beim Menschen

Bei zwei Patienten mit Myokardinfarkt, die im Rahmen einer klinischen Studie jeweils 500 IE Hyaluronidase per kg Körpergewicht erhalten hatten, wurden die Serumspiegel bestimmt. Beide hatten vorher sieben Injektionen der gleichen Dosis alle sechs Stunden intravenös erhalten (Wolf 1982).

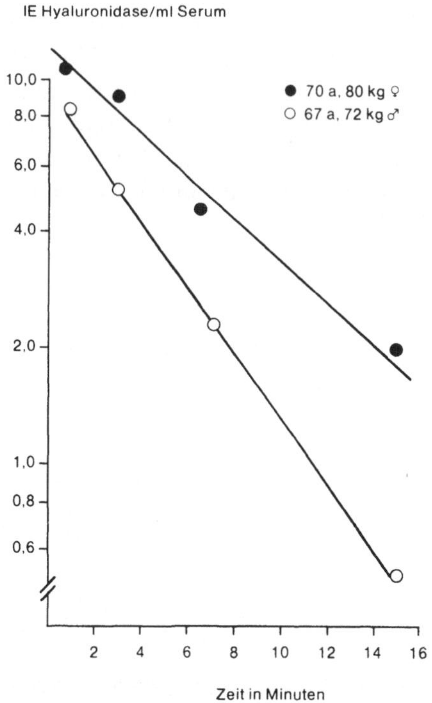


**Abb. 7.** Serumspiegel bei zwei Patienten mit Myokardinfarkt (Wolf 1982)

Die Serumhalbwertszeit beträgt 4,1 min bzw. 2,4 min. Vor der Verabreichung konnte im Serum keinerlei Aktivität von Hyaluronidase früherer Injektionen gefunden werden. Eine Minute nach der Injektion betrugen die Serumspiegel 10,7 IE bzw. 8,0 IE/ml Serum (Wolf 1982).

Generell kann über die Serumkinetik von Enzymen gesagt werden, daß ihre Elimination bei Versuchstieren in drei Phasen abläuft: Die Frühphase, die nur wenige Minuten dauert, ist durch sehr raschen Aktivitätsabfall im zirkulierenden Serum gekennzeichnet. Die zweite Phase, die dem Übertritt des Enzyms aus dem intravaskulären in den extravaskulären Raum entspricht, dauert etwa zwei Stunden und hat eine Halbwertszeit von ein bis zwei Stunden. In der dritten Phase, in der das Enzym eliminiert bzw. inaktiviert wird, hat die Enzymaktivität eine Halbwertszeit zwischen ein und drei Stunden. Aufgrund dieser komplexen Vorgänge kann geschlossen werden, daß trotz kurzer Serumhalbwertszeiten die Entfaltung der Enzymaktivität im Gewebe über einige Stunden gesichert ist (Wolf 1982). Bemerkenswert ist auch, daß Produkte des partiellen fermentativen Abbaus der Hyaluronsäuren Spreadingwirkung besitzen, also die Hyaluronidasewirkung verstärken können (Gibian 1959).

## 6.1 Wirkungsdauer von Hyaluronidase im peripheren Gewebe

Bei zwei Kaninchen wird die Ausbreitungsfläche von subkutan injiziertem Farbstoff (Trypanblau) nach iv-Gabe von 100 mg/kg Hyaluronidase (800 IE/mg Substanz) gemessen. Die subkutanen Farbstoff-Injektionen mit anschließender Messung der erzielbaren Farbflächen erfolgen zu den markierten Zeitpunkten. Die Flächenmessungen enden, wenn die Ausgangsflächengröße wieder erreicht wird. Mit diesem biologischen Test wird die Verweildauer von Hyaluronidase im Bindegewebe nachgewiesen. Die biologische Aktivität iv-applizierter Hyaluronidase ist daher noch stundenlang nach dem Verschwinden der Hyaluronidase-Aktivität aus dem Se-

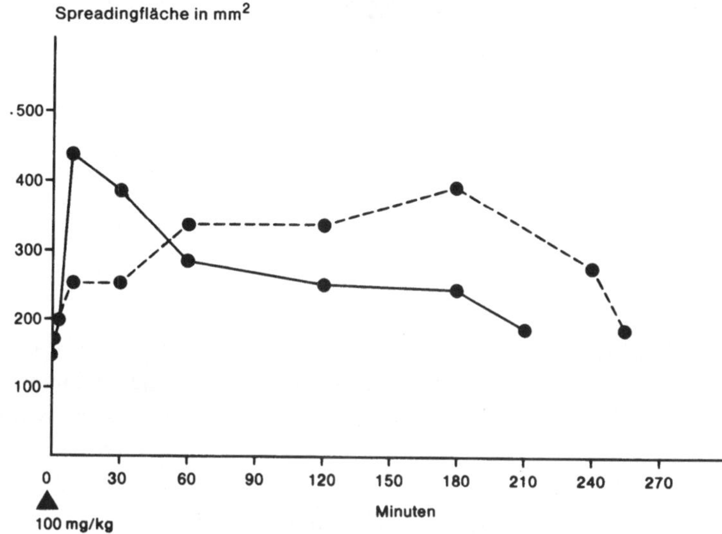


**Abb. 8.** Spreadingfläche nach iv-Injektion von Hyaluronidase (800 IE/mg Substanz) (Seifter 1950)

rum nachweisbar (Seifter 1950). Im Urin können bis zu 24 h nach der Applikation beim Menschen entsprechende Enzymaktivitäten nachgewiesen werden (Kretschmar 1972).

# 7 Aktivatoren und Inhibitoren von Hyaluronidase

Neben den oben beschriebenen pharmakokinetischen Eigenschaften der Hyaluronidasen ist die Aktivität noch von anderen Faktoren abhängig:

*Thermolabilität*
Bei Unterkühlung wird die Konzentration verschiedener Hemmstoffe im Serum niedriger, wodurch die Hyaluronidaseaktivität steigt.

*Aktivatoren*
Adrenalin, Histamin, Kalzium, Phosphate und die in der Prostata, aber auch in den Erythrozyten, Thrombozyten, Milz und Niere gebildeten sauren Phosphatasen.

*Inhibitoren*
Antihistaminika, Salizylate, Heparin, Dicumarol, Vitamin C und Flavonoide (Citrin, Hesperidin, Quercetin, Rutin u. a.), Phenol, Fluor- und Magnesiumionen, Morphin und Nikontinsäureamid (Breu 1952).

# 8 *Metabolismus*

Aus der Verteilung radioaktiv markierter Hyaluronidase in verschiedenen Körpergeweben wird vermutet, daß das retikuloendotheliale System in Milz und Leber eine Schlüsselstellung im Metabolismus der zirkulierenden Hyaluronidase einnimmt. Durch Vergleich der Kinetik von markierter mit unmarkierter Hyaluronidase kann auch eine teilweise unveränderte Ausscheidung aktiver Hyaluronidase über die Nieren angenommen werden (Kretschmar 1972, Seifter 1950, Wolf 1982).

# 9 Toxizität

## 9.1 Akute Toxizität bei Ratten und Mäusen

Die höchste untersuchte Dosis bei beiden Tierarten betrug 300 mg Hyaluronidase pro Kilogramm Körpergewicht, das entspricht etwa 15 000 000 IE pro kg KG als intravenöse Bolusinjektion. Ratten reagierten sensibler als Mäuse auf Hyaluronidase, folgende Symptome wurden beobachtet:

Erniedrigung der Atemfrequenz bei tieferer Inspiration, Zyanose, Hypotonie der Muskulatur, Steigerung des Tränenflusses, Polydipsie, ödematöse Schwellung der Schnauzen mit Vasodilatation.

Diese Symptome deuten auf eine Änderung der Gefäßpermeabilität hin, wie sie auch bei einer Histaminfreisetzung beobachtet werden kann.

Der "no effect-level" einer einzelnen intravenösen Injektion lag bei 30 mg Hyaluronidase/kg KG, das entspricht 1 500 000 IE/kg KG bei Mäusen und 3 – 10 mg Hyaluronidase/kg KG (150 000 IE— 500 000 IE) bei Ratten (Obenaus 1985).

## 9.2 Toxizität bei wiederholter Anwendung

### 9.2.1 14-Tage-Toxizität bei Hunden

Die Versuchstiere erhielten täglich 0,15 mg, 0,5 mg und 1,5 mg Hyaluronidase intravenös pro kg Körpergewicht über 14 Tage. Bis zum zehnten Tag wurden keine klinischen Auffälligkeiten gesehen. Ab dem zehnten Tag wurden bei einigen Tieren allergische Reaktionen auf Hyaluronidase in unterschiedlicher Ausprägung beobachtet. Ein Tier erlitt einen anaphylaktischen Schock. Alle Tiere aus der

Gruppe mit der hohen Dosierung entwickelten präzipitierende Antikörper gegen Hyaluronidase, allerdings traten diese Antikörper erst nach den klinischen Symptomen im Serum auf.

Alle beobachteten Symptome wiesen auf die allergisierende Potenz von Hyaluronidase hin, es wurden keinerlei toxische Reaktionen beobachtet (Obenaus 1985).

### 9.2.2 14-Tage-Toxizität bei Ratten

Zwei Wochen lang erhielt je ein Drittel der Versuchstiere 0,3 mg, 0,9 mg bzw. 2,7 mg Hyaluronidase pro kg Körpergewicht intravenös appliziert.

Ebenso wie bei den Hunden wurden vor allem Überempfindlichkeitsreaktionen mit histaminbedingten Symptomen gesehen. Anaphylaxien traten nur in der Gruppe mit hochdosierter Hyaluronidase auf, bei diesen Tieren wurden auch entsprechende präzipitierende Antikörper gefunden.

Obwohl bei den Ratten in der Gruppe mit hoher Dosierung das Gewicht der Leber durchschnittlich etwas höher war als in den anderen beiden Gruppen, konnten keine histopathologischen Änderungen festgestellt werden.

Auch bei den Ratten wurden keine eigentlichen toxischen Symptome oder Organveränderungen beobachtet, alle Effekte von Hyaluronidase waren durch allergenes Potential der Substanz erklärbar (Obenaus 1985).

## 9.3 Gefäßverträglichkeit

Versuche, bei denen Rattenaorten mit reiner Hyaluronidaselösung (200 000 IE pro 10 ml in physiologischer NaCl-Lösung) gespült wurden, haben gezeigt, daß keinerlei morphologisch sichtbare Endothelschäden durch Hyaluronidase verursacht werden (Larcher 1984).

## *9.4  Allergisierende Eigenschaften (im Tierversuch)*

Die Studien zur 14-Tage-Toxizität bei wiederholter Anwendung haben gezeigt, daß mindestens zwei immunogene Fraktionen in der Hyaluronidasepräparation aus Rindertestes vorhanden sind. Sera von bereits sensibilisierten Hunden und Ratten beeinträchtigen durch hohen Antikörpergehalt die Aktivität von Hyaluronidase (Qualitätssicherung, 1988).

# 10 Klinische Anwendungen von Hyaluronidase

Die Geschichte der klinischen Anwendung beim Menschen reicht über dreißig Jahre zurück. Schon 1952 veröffentlichte W. Breu ein Sammelreferat, in dem eine Reihe von historischen Indikationen für die Hyaluronidase genannt werden. Meist wurde die Hyaluronidase dann angewendet, wenn die damals unzulänglichen technischen Mittel die intravenöse Zufuhr von Flüssigkeiten oder Medikamenten über einen längeren Zeitraum nicht gestatteten. Hyaluronidase wurde vor *subkutanen Infusionen* aller Art bei Frühgeborenen, Kindern und Erwachsenen injiziert. Ebenso erfolgte die subkutane Gabe von Medikamenten oder sogar von Röntgenkontrastmitteln, um eine beschleunigte Resorption zu erreichen, wenn kein Venenzugang mehr vorhanden war (Breu 1952, Laurie 1984).

Eine weitere bekannte Anwendung stellt die *Beseitigung von Ödemen* jeglicher Genese dar. Durch die Permeabilitätssteigerung des Gewebes in allen Dimensionen kann jedes Ödem, ob aus lokaler oder systemischer Ursache, schneller abfließen: Ödeme wegen endokriner Störungen, kardiale Ödeme, Quinckesche Ödeme, posttraumatische Ödeme etc. In der *Dermatologie* sind Anwendungen bei Elephantiasis und bei chronischem Lymphödem bekannt (Breu 1972, Mahrle 1972, Petter 1971). Besonders Hauterkrankungen, die mit großflächigen Sklerosierungen einhergehen und zu erheblichen Funktionseinschränkungen führen, sprechen auf die intravenöse Therapie mit Hyaluronidase an (Keloide, alle Sklerodermieformen, Induratio penis plastica etc.) (Wozniak 1972, 1975). Beim Trophödem (Nonne − Milroy − Meige), einer Sonderform der primären Lymphödeme, gelten Kortikosteroide und Hyaluronidase als sinnvollste Therapiemethoden dieser seltenen erblichen Hauterkrankung (Koestler 1976). Bei Sklerodermie wird Hyaluronidase mit Ultraschall kombiniert angewendet (Didenko 1978).

Zu einer Zeit, in der es noch viele Patienten mit *Tuberkulose* und allen ihren Spätkomplikationen gab, wurde Hyaluronidase mit der tuberkulostatischen Chemotherapie lokal oder systemisch kombiniert angewendet. Wenn große Empyemhöhlen bei kavitärer Phthise ein unzugängliches Keimreservoir darstellten, konnte die Lokalbehandlung mit Hyaluronidase plus Streptomycin und INH (= Isoniazid), als Spray direkt nach Entleerung des Empyems eingebracht, eine Heilung der Phthise bewirken (Schill 1958, Bolotnikova 1975). Auch andere Pleuraergüsse verschiedener Genese wurden mit Erfolg mit Hyaluronidase entweder lokal oder systemisch (intramuskulär, subkutan) zur Resorption gebracht (Joerg 1953).

Sehr erfolgreich verliefen Behandlungen mit Hyaluronidase bei der chronisch-adhäsiven *Otitis media* an Patienten, die bis zu drei Jahre daran gelitten haben (Lantsov 1977).

Als weitere Indikation ist sogar die erfolgreiche Anwendung in der *Geburtshilfe* bei vorzeitigem Blasensprung publiziert: Zur schnelleren Auflockerung der Zervix wurde Hyaluronidase intrazervikal gleichzeitig mit Wehenmitteln (intravenös) und einem Spasmolytikum (intramuskulär) gegeben (Gibian 1959, Penev 1977).

Eine besonders interessante Verwendungsmöglichkeit für Hyaluronidase ist ihr Einsatz in der *Lokal- bzw. Leitungsanästhesie*: Durch Vorspritzen von Hyaluronidase erreicht das anschließend bei liegender Nadel applizierte Lokalanästhetikum schneller einen größeren Gewebebezirk. Nicht nur der Spannungsschmerz durch den Injektionsdruck in der Umgebung von sensiblen Nerven wird dadurch beträchtlich vermindert (vor allem bei der Leitungsanästhesie), es wird auch der Gewebedruck rund um posttraumatische Ödeme bzw. Hämatome und die damit verbundenen Schmerzen (z. B. bei der Reposition von Frakturen in Lokalanästhesie) gemildert (Bruck 1954).

In den fünfziger Jahren wurden Antibiotika mit Hyaluronidase zur Lokalbehandlung offener *septischer (!) Wunden* angewendet. Die Diffusion des Antibiotikums ins umliegende infizierte Gewebe und damit der Heilungserfolg konnten gesteigert werden. In vielen Fällen ersparte diese Kombination den Patienten eine gleichzeitige

Belastung durch systemische Antibiotikagaben. Anzeichen für eine verstärkte Ausbreitung von Keimen in die Umgebung wurden nicht gefunden (Stelzer 1955).

Die ersten Anwendungen von Hyaluronidase beim *akuten Myokardinfarkt* stammen aus dem Jahre 1959. Angeregt durch Erfolge in der Behandlung von Patienten mit Hirnödem (1954) begannen Studien in den USA an Versuchstieren und später an Patienten, welche $2^1/_2$ bis 4 Stunden nach dem Beginn des Infarktschmerzes 100 000 IE Hyaluronidase intravenös erhielten. Alle Patienten konnten nach unkompliziertem klinischen Verlauf nach vier bis sechs Wochen nach Hause entlassen werden (Martins de Oliveira 1959). Spätere Vergleichsstudien erwiesen, daß durch die Gabe von Hyaluronidase sowohl im Tierexperiment als auch bei Patienten mit akutem Myokardinfarkt eine schnellere Normalisierung des Infarktelektrokardiogramms (raschere Senkung der pathologischen ST-Strecken) eintritt (Maroko 1975). Alle Befunde deuten darauf hin, daß die Hyaluronidase durch ihre oben beschriebenen Eigenschaften imstande ist, den Infarktbezirk, der später nekrotisch wird, in seiner Größenausdehnung zu verringern (Braunwald 1976, Henderson 1982).

## *10.1 Anwendung von Hyaluronidase in der Orthopädie*

In der DDR wurde 1975 beobachtet, daß unter Zusatz von Hyaluronidase kollagene Fasern von Versuchstieren eine molekulare Veränderung erfahren: In polarisationsoptischen Untersuchungen kann man durch eine Phenolreaktion schließen, daß nach Behandlung mit Hyaluronidase eine höhere Konzentration freier hydrophiler Gruppen im Kollagen zu finden ist. Sehr wahrscheinlich sind die häufiger vorkommenden hydrophilen Gruppen das Ergebnis der Sprengung von Bindungen zwischen sauren Mukopolysacchariden und Kollagen durch Hyaluronidase.

Bei experimentell erzeugter Paratendinitis des Kaninchens kann man nachweisen, daß nach intravenöser Hyaluronidaseapplikation als pharmakodynamischer Effekt vermehrt saure Mukopoly-

saccharide frei werden, die für eine Verbesserung der Gleit-
fähigkeit der Sehnen verantwortlich sind. Auch subendothelial
werden durch Hyaluronidase (intravenös) vermehrt saure Mukopolysaccharide an der Synovialmembran bei der experimentell er-
zeugten beginnenden Arthrose gefunden. Dieser Befund geht mit
einem Abschwellen sowie zunehmend freier Beweglichkeit der Gelenke einher. Eine direkte Wirksamkeit auf die Muskulatur ist aus-
zuschließen.

Bei der Paratendinitis crepitans, bei Tendinosen, Arthrosen,
beim Zervikobrachial- und Lumbosakralsyndrom, beim Morbus
Bechterew sowie bei posttraumatischen Folgeerkrankungen (Morbus Sudek, posttraumatische Arthrosen) wurde deshalb erfolgreich
die kombinierte Behandlung mit einem Muskelrelaxans (peroral)
und Hyaluronidase (3—6(—12)mal 3 000—6 000 IE iv) angewendet
(Belmann 1975).

1972 berichtete K.-H. Kretschmar über die teilweise sehr guten
Erfahrungen bei etwa 600 in einem Zeitraum von sechs Jahren mit
Hyaluronidase intravenös behandelten Patienten mit Tendovagi-
nitis crepitans (3—5mal 1 500—3 000 IE), Periarthritis humeros-
capularis, Epicondylitis humeri, Spondylarthrosis deformans und
ähnlichen Krankheitsbildern. Sogar bei einem Patienten mit pro-
gressiver Sklerodermie kam es nach der Hyaluronidasebehandlung
zur Remission. Die dabei nachgewiesenen interstitiellen Verkal-
kungen an Händen und Füßen zeigten eine vollständige Rückbildung. Trotz der wiederholten Applikation traten sehr selten Reaktionen auf, die auf eine Allergisierung schließen lassen: Zweimal
traten Exantheme auf, kein Patient zeigte eine anaphylaktische
Reaktion (Kretschmar 1972).

Im gleichen Jahr berichtete G. Brand über die Nachuntersu-
chung von Patienten mit *M. Bechterew*, die er mit 10—70 intravenösen Injektionen von 3 000 bis 9 000 IE Hyaluronidase (2—3mal
wöchentlich) sowie einem Muskelrelaxans (3 × 2 Tbl./die Myocuran) ambulant behandelt hatte. Auffallend war der anhaltende
Effekt der erzielten Besserung. Neun von zehn Patienten gaben an,
daß die völlige oder weitgehende Schmerzfreiheit nach Hyaluro-
nidaseanwendung erhalten geblieben war. Bei vier Patienten traten

alle 3–4 Monate geringe Schmerzen in der Wirbelsäule oder den Gelenken auf, deren Intensität nicht mit dem Ausmaß vor der Hyaluronidasetherapie vergleichbar war. Bei sieben Patienten war keine analgetisch-antiphlogistische Zusatztherapie mehr erforderlich. Nur bei einem Patienten war nach einem guten Anfangserfolg das Beschwerdebild in gleicher Ausprägung wieder aufgetreten. Der Autor folgert, daß im Hinblick auf die Schmerzhaftigkeit und Prognose der Erkrankung eine breitere Anwendung der Hyaluronidase gerechtfertigt wäre, da 50% der behandelten Patienten eine anhaltende Besserung zeigten, die bis zu vier Jahre lang nachweisbar war. Der Mechanismus der Hyaluronidasetherapie am Ort der Erkrankung ist noch ungeklärt, so wie die Ätiologie der Erkrankung selbst (Brand 1975).

## *10.2 Hyaluronidase in der Behandlung arterieller Durchblutungsstörungen*

1980 veröffentlichte Elder seine Ergebnisse mit Hyaluronidase (intraarteriell) bei schweren Fällen von peripheren Durchblutungsstörungen. Im Rahmen einer Pilotstudie erhielten sechs Patienten 200 000 IE Hyaluronidase, welche in 8 ml 4 °C kalter Kochsalzlösung gelöst waren, in die Arteria femoralis injiziert (Dauer: 1,5–2 min). Alle Patienten waren aufgrund des Schweregrades der Erkrankung bereits zur Amputation vorgesehen. Durch die Behandlung konnte bei vier Patienten eine Besserung erreicht und damit die Amputation vermieden werden, bei zwei weiteren Patienten war keine Änderung eingetreten (Elder 1980).

Angeregt durch diese Ergebnisse und die Behandlungserfolge mit Hyaluronidase beim Myokardinfarkt wurden auch in Wien 22 Patienten mit Gangrän auf Basis einer arteriellen Verschlußkrankheit mit Hyaluronidase behandelt. Auch diese Patienten erhielten 200 000 IE Hyaluronidase intraarteriell über vier bis fünfzehn Wochen lang einmal wöchentlich. Elf Patienten zeigten eine deutlich sichtbare Besserung der Symptomatik, bei drei Patienten heilte die Gangrän (nach 2, 10 und 11 Wochen Behandlung) ab.

Bei zwei Patienten trat eine Reduktion der lokalen Zyanose (bei Interdigitalulkus) ein, ohne daß der Hautdefekt verkleinert werden konnte. Insgesamt neun Patienten mußten amputiert werden, sechs Patienten bereits nach der ersten oder zweiten Infusion, da ihr Zustand bei Studienbeginn bereits äußerst kritisch war. Die besten Ergebnisse wurden bei jenen Patienten erreicht, deren große Gefäße noch gut durchgängig waren, die also hauptsächlich an einer Mikroangiopathie litten (12 Patienten mit Diabetes mellitus, acht davon insulinpflichtig) (Partsch 1986).

### 10.2.1 Arterielle Infusionsbehandlung intrakranieller Durchblutungsstörungen

Bei der Behandlung von intrakraniellen Durchblutungsstörungen wurde Hyaluronidase (zusammen mit Adenosintriphosphat und Glukose) mittels Dauerinfusion 30 min lang in die A. carotis communis der erkrankten Seite infundiert. Ophthalmodynamographische, sphygmographische und rheographische Messungen bei 50 Patienten ergaben eine deutliche, etwa drei- bis vierfache Zunahme des intrakraniellen Blutflußvolumens. Damit ist nachweislich eine erhebliche Besserung der gestörten Hirndurchblutung und des noch reversibel beeinträchtigten Zellstoffwechsels zu erreichen (Mörl 1971, 1972).

## 10.3 Anwendung von Hyaluronidase bei Tumorpatienten

Obwohl Hyaluronidase seit Jahrzehnten in klinischer Verwendung steht, ist erst 1982 entdeckt worden, daß der Zusatz von Hyaluronidase zur konventionellen Chemotherapie eine manchmal dramatische Änderung des Krankheitsverlaufes bewirken kann. Erstmalig beobachtete G. Baumgartner diesen Effekt bei einer moribunden Patientin mit Myelom, bei der die Zytostatikaapplikation paravenös verlaufen war. Um ausgedehnte Gewebsnekrosen zu verhindern, wurde um die betroffene Venenpunktionsstelle reichlich Hyaluronidase subkutan injiziert. In der Folge besserte sich der kritische Allgemeinzustand der Patientin überraschend, und der weitere Verlauf der Erkrankung warf die Frage nach der Ursache für die plötzlich verbesserte Wirkung der Chemotherapie auf. Die erreichte Remission war retrospektiv erst aufgetreten, als Hyaluronidase mit der Chemotherapie kombiniert parenteral verabreicht worden war. Diese Beobachtung veranlaßte Baumgartner und andere Onkologen zur Durchführung von klinischen Studien, in deren Rahmen Hyaluronidase bei Patienten mit verschiedenen malignen Erkrankungen eingesetzt wurde (Baumgartner 1985).

### 10.3.1 Klinische Studien in Österreich

Im Wiener Hanusch-Krankenhaus wurden von 1982 bis April 1987 insgesamt 260 Patienten mit verschiedenen onkologischen Erkrankungen im Rahmen einer Pilotstudie behandelt. Da anfangs nur Ampullen mit der niedrig dosierten Form zur Verfügung standen, wurden die ersten Behandlungen mit niedrigeren Hyaluronidasemengen durchgeführt. Der Großteil der Patienten erhielt die hochdosierte Darreichungsform mit 200 000 IE Hyaluronidase, wobei die Tagesdosis von 200 000 IE nicht überschritten wurde (siehe auch Kapitel „Anwendungshinweise und Dosierung“).

In der folgenden Zusammenstellung werden vor allem die Ergebnisse der Behandlung von Patienten vorgestellt, deren Erkrankung während einer Chemotherapie kein Ansprechen mehr gezeigt hatte, die also weiterhin unter einem progredienten Tumorwachstum litten. Diese Patienten erhielten nun vor der unveränderten Chemotherapie Hyaluronidase als Prämedikation. Bei allen Patienten wurde die Diagnose histologisch gesichert, die Erkrankung war bei allen als fortgeschritten zu bezeichnen und die Chemotherapie indiziert (Baumgartner 1987).

### 10.3.2 Myelom

Bei 23 Patienten mit Myelom wurde die primäre Chemotherapie trotz Chemoresistenz beibehalten und Hyaluronidase zusätzlich verabreicht.

**Tabelle 3.** Chemotherapie bei Myelom (Baumgartner 1987)

|  |  |  | Wiederholung der Zyklen |
|---|---|---|---|
| a) Tag × 5 | Peptichemio | 20 mg/qm | 3 Wochen |
| b) Tag 1 | Vincristin | 0,6 mg/qm | 3 Wochen |
|  | Melphalan | 3 mg/qm |  |
| Tag 2 | Melphalan | 3 mg/qm |  |
| c) Tag 1 | Cyclophosphamid | 300 mg/qm |  |
|  | Melphalan | 3 mg/qm |  |
| Tag 2 | Melphalan | 3 mg/qm | 3 Wochen |

Von diesen Patienten kam ein Patient in eine komplette Remission, bei vier Patienten wurde eine partielle Remission erreicht. Bei weiteren 17 Patienten konnte eine subjektive Besserung bei objektiver Stabilisierung der Tumorparameter konstatiert werden, das heißt, die Knochenschmerzen nahmen deutlich ab, wodurch es zu einer entsprechenden Besserung der Mobilität kam. Dieser Erfolg trat bereits wenige Tage nach Beginn des Hyaluronidasezusatzes ein.

Die mediane Überlebenszeit (nach Kaplan-Meyer) betrug ab Beginn der mit Hyaluronidase kombinierten Chemotherapie 24 Monate. Von den 23 Patienten sind bis zum Ende der Beobachtungszeit (April 1987) neun Patienten verstorben, acht an der Grundkrankheit, eine Patientin verstarb an einer Sepsis nach Teilremission des Myeloms.


### 10.3.3 Morbus Hodgkin

Neun Patienten mit bereits chemoresistentem M. Hodgkin erhielten vor der unveränderten Chemotherapie Hyaluronidase. Obwohl es sich um prognostisch besonders ungünstige Fälle gehandelt hatte, wurden zwei komplette und drei Teilremissionen erreicht.

Ein eindrucksvolles Beispiel bietet der Krankheitsverlauf (Abb. 9) einer Patientin mit M. Hodgkin (Stadium IV B), welcher

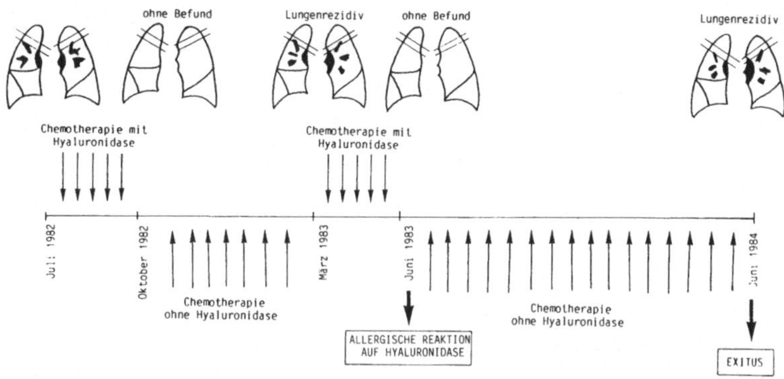


**Abb. 9.** Krankheitsverlauf: Morbus Hodgkin IV B, Knochen- und Lungenbefall (29 a, weiblich) (Baumgartner 1987)

**Tabelle 4.** Chemotherapie bei Morbus Hodgkin (Baumgartner 1987)

|  |  |  | Wiederholung der Zyklen |
| --- | --- | --- | --- |
| a) Tag 1 | Lomustin (CCNU) | 80 mg/qm | 3 Wochen |
| Tag 1 + 2 | Etoposid | 120 mg/qm | |
| Tag 1 | Adriamycin | 20 mg/qm | |
| Tag 2 | Adriamycin | 15 mg/qm | |
| Tag 2 | Amethopterin (MTX) | 25 mg/qm | |
| Tag × 5 | Prednisolon | 40 mg/qm | |
| b) MOPP | | | 4 Wochen |
| c) ABVD | | | 2 Wochen |

trotz Chemotherapie (MOPP, Bonadonna-Regime) progressiv verlaufen war. Es wurde deshalb die Behandlung geändert und ein Schema − bestehend aus CCNU, VP-16, Adriblastin und Methotrexat − in Kombination mit Hyaluronidase verabreicht. Mit dieser Behandlung wurde im Juli 1982 begonnen, im Oktober 1982 war eine komplette Remission erzielt. Es wurde deshalb die Chemotherapie ohne Hyaluronidase fortgesetzt, worauf es im März 1983 zu einem Rezidiv kam. Nach neuerlicher Zugabe von

Hyaluronidase zur unveränderten Chemotherapie war im Mai 1983 wieder eine komplette Remission erzielt. Nunmehr trat die unter den Nebenwirkungen bereits beschriebene allergische Reaktion mit Kreislaufschwäche auf, weshalb Hyaluronidase abgesetzt werden mußte. Nach Fortsetzung der Chemotherapie ohne Hyaluronidase trat neuerlich eine Progredienz auf, die trotz weiterer Änderungen der Chemotherapie anhielt. Im Juni 1984 kam die Patientin an der Grundkrankheit ad exitum.

Die mediane Überlebenszeit (Kaplan-Meyer) nach Beginn der Hyaluronidasetherapie betrug 26 Monate, vier der neun behandelten Patienten sind bis zum Ende der Beobachtungszeit verstorben.

### 10.3.4 Hochmaligne Non-Hodgkin-Lymphome

Von vierzehn Patienten mit chemoresistenten hochmalignen Lymphomen (Kiel-Klassifikation), darunter ein primäres immunoblastisches Hirnlymphom, konnten vier Patienten in eine komplette

**Tabelle 5.** Chemotherapie bei Non-Hodgkin-Lymphom
(Baumgartner 1987)

| | | | Wiederholung der Zyklen |
|---|---|---|---|
| a) Tag 1 | Adriamycin | 50 mg/qm | 3 Wochen |
| | Cyclophosphamid | 500 mg/qm | |
| | Vincristin | 1,4 mg/qm | |
| Tag × 5 | Prednisolon | 35 mg/qm | |
| b) Tag 1 | Bleomycin | 5 mg/qm i.m. | 3 Wochen |
| | Vindesin | 3 mg/qm | |
| Tag 2 | Cis-Diamminodichloroplatin | 25 mg/qm | |
| | Amethopterin (MTX) | 20 mg/qm | |
| c) Tag 1 + 2 | Bleomycin | 5 mg/qm | 3 Wochen |
| | Adriamycin | 20 mg/qm | |
| Tag 1 + 3 | Cyclophosphamid | 150 mg/qm | |
| | Etoposid | 60 mg/qm | |

**Tabelle 6.** Chemotherapie bei Mammakarzinom (Baumgartner 1987)

|  |  |  | Wiederholung der Zyklen |
|---|---|---|---|
| a) | Adriamycin | 50 mg/qm | 3 Wochen |
|  | Cyclophosphamid | 500 mg/qm |  |
|  | Vincristin | 1,4 mg/qm |  |
| b) Tag × 3 | Etoposid | 120 mg/qm | 3 Wochen |
| c) | Amethopterin (MTX) | 20 mg/qm | 3 Wochen |
|  | Cis-Diamminodichloroplatin | 25 mg/qm |  |
| d) | MTX | 25 mg/qm |  |
|  | 5-FU | 800 mg/qm nach 4 h Intervall | |
|  |  |  | 3 Wochen |

Bei Hirnmetastasen:

| e) Tag 1 | CCNU | 50 mg/qm | |
|---|---|---|---|
|  | Hyaluronidase | 100 000 IE |  |
|  | MTX | 120 mg/qm |  |
|  | Hyaluronidase | 100 000 IE nach 4 h-Intervall |  |
|  | Adriamycin | 25 mg/qm |  |
|  | Natriumbikarbonat | 3 × 20 mVal |  |
| Tag 2 + 3 | Lävulose | 500 ml |  |
|  | 10% Mannit | 500 ml |  |
|  | Hyaluronidase | 200.000 IE |  |
|  | Cis-Diamminodichloroplatin | 25 mg/qm |  |
|  | Etoposid | 60 mg/qm |  |
|  | Natriumbikarbonat | 3 × 20 mVal |  |
| Tag 3 zusätzlich Citrovorum-Faktor | | 180 mg/qm | 3 Wochen |

Remission gebracht werden, darunter zwei mit Chemotherapie nach dem CHOP-Schema mit Hyaluronidasezusatz.

Die mediane Überlebenszeit ab Beginn der Hyaluronidasebehandlung betrug 16 Monate. Zwei Patienten sind in einer dauerhafter Vollremission. Acht von 14 Patienten sind an der Grundkrankheit verstorben, in einem Fall lag Suizid vor. In Anbetracht der schlechten Behandlungsaussichten nach Versagen der Primärtherapie von hochmalignen Non-Hodgkin-Lymphomen scheinen diese ermutigenden Ergebnisse die zusätzliche Hyaluronidasegabe bei Therapieversagen der primären Chemotherapie zu rechtfertigen.

### 10.3.5 Mammakarzinom

Von 14 Patientinnen mit chemoresistenten Mammakarzinomen konnten zwei in eine komplette Remission gebracht werden. Beide hatten bereits Knochenmetastasen, eine davon auch Pleurametastasen. Nach sieben bzw. neun Monaten Therapie kam es zur Rekalzifizierung der osteolytischen Metastasen mit völligem Verschwinden der anfangs heftigen Schmerzen und Wiederherstellung der Mobilität. Weitere fünf Patientinnen wurden in mehrere Monate — in einem Fall mit Knochen- und Pleurabefall bis zur 35 Monate — dauernde Teilremissionen gebracht.

Die mediane Überlebenszeit nach Beginn der Hyaluronidasetherapie betrug bei diesen chemoresistenten Tumoren 19 Monate. Elf der 14 Patientinnen sind bis zum Ende der Beobachtungszeit verstorben, eine Patientin an sekundärem Magenkarzinom. Insgesamt kann gesagt werden, daß beim refraktären Mammakarzinom auch bei Vorliegen einer viszeralen Metastasierung durch die Zugabe von Hyaluronidase zur Chemotherapie ein neuerliches Ansprechen, unter Umständen auch für länger als ein Jahr möglich ist.

### 10.3.6 Kolonkarzinom

Von vierzehn unter Chemotherapie progredienten Kolonkarzinomen konnten in drei Fällen nach Zugabe von Hyaluronidase zur unveränderten Chemotherapie eine objektive Rückbildung der Metastasen erzielt werden. Bei allen Patienten waren bereits Lebermetastasen vorhanden und die paraaortalen Lymphknoten befallen. In drei Fällen lag auch eine Lungenmetastasierung vor.

Bei sieben Patienten mit progredienter Metastasierung wurde durch Zugabe von Hyaluronidase zur Chemotherapie eine mehr-

**Tabelle 7.** Ergebnisse nach Zugabe von Hyaluronidase zur ansonsten unveränderten Chemotherapie bei chemorefraktären Patienten (Baumgartner 1987)

| Diagnose | n Pat. | CR | PR | NC | Subj. Bess. | PD | Mediane ÜLZ nach Beginn H.-Therapie (Kaplan-Meyer) | n Verstorbene |
|---|---|---|---|---|---|---|---|---|
| Myelom | 23 | 1* | 4 | — | 17 | 1 | 24 Monate | 9 |
| M. Hodgkin | 9 | 2 | 3 | 1 | 2 | 1 | 26 Monate | 4 |
| Non-Hodgkin-Lymphom: | | | | | | | | |
| hochmalign | 14 | 4 | 5 | 3 | — | 2 | 16 Monate | 9 (1 Suizid) |
| niedrigmalign | 4 | — | 2 | 1 | — | 1 | 5 Monate | 3 |
| Mammakarzinom | 14 | 2 | 5 | 4 | — | 3 | 19 Monate | 11 (1 sekundäres Magenkarzinom) |
| Kolonkarzinom | 16 | — | 5 | 7 | — | 4 | 13 Monate | 10 |

* Lokal. Myelom, *n* Anzahl, *Pat.* Patienten, *ÜLZ* Überlebenszeit, *H.* Hyaluronidase, *CR* Komplette Remission, *PR* Partielle Remission, *NC* No Change, stationäres Tumorverhalten, *Subj. Bess.* = Subjektive Besserung, *PD* Progressive Disease, Therapieversager

monatige Stabilisierung der Tumorgröße erreicht. In einem Drittel dieser Fälle war auch ein Abfall des CEA-Spiegels unter 50% des Ausgangswertes zu beobachten. Bei vier Patienten blieben trotz Zugabe von Hyaluronidase Tumor und Metastasen progredient.

Bei zwei Patienten, die sowohl intravenös als auch intraarteriell mittels in die Arteria hepatica eingelegtem Port-A-Katheter behandelt wurden, konnten Teilremissionen der Lebermetastasen erzielt werden.

Die mediane Überlebenszeit ab Beginn der Hyaluronidasetherapie betrug 13 Monate. Bis zum Ende der Beobachtungszeit sind zehn Patienten verstorben.

### 10.3.7 Ergebnisse bei primären und sekundären Hirntumoren

Nachdem bei einer Patientin mit fortgeschrittenem Mammakarzinom, über die oben bereits berichtet wurde, unter Chemotherapie und Hyaluronidase eine mehrere Monate dauernde Rückbildung einer Hirnmetastase erzielt wurde, wurde bei Hirnmetastasen, Hirnlymphomen und malignen Gliomen von Anfang an Hyaluronidase mit Chemotherapie kombiniert. Tabelle 8 zeigt die Therapieschemata, die angewandt wurden.

Es wurden insgesamt sechs Patientinnen mit fortgeschrittenem Mammakarzinom und Hirnmetastasen behandelt. In einem Fall mit multiplen Hirnmetastasen und zusätzlicher Lungenmetastasierung konnte mittels einer drei Monate dauernden Therapie eine komplette Rückbildung sowohl der Hirn- als auch der Lungenmetastasen erzielt werden. Es kam bei dieser Patientin auch zur völligen Rückbildung des vor der Therapie bestehenden Kopfschmerzes und Schwindels. Die Remission hielt unter fortgesetzter Therapie weitere sechs Monate an. Bei zwei weiteren Patientinnen konnte die Rückbildung von mehr als 50% des maximalen Durchmessers der größten Metastase, bei zwei anderen Patientinnen die Stabilisierung der Tumorgröße erzielt werden. Bei einer Patientin blieben die Metastasen trotz Therapie progredient. Die Beobach-

**Tabelle 8.** Chemotherapie bei Glioblastomen III—IV, primären zerebralen Lymphomen und sekundären Hirntumoren (Baumgartner 1987)

| | | | Wiederholung der Zyklen |
|---|---|---|---|
| Tag 1 | CCNU | 80 mg/qm | nur jeden 2. Zyklus |
| | Hyaluronidase | 100 000 IE | |
| | MTX | 120 mg/qm | |
| | Hyaluronidase | 100 000 IE nach 4 h-Intervall | |
| | Etoposid | 60 mg/qm | |
| | 5-FU | 750 mg/qm | |
| | Natriumkarbonat | 3 × 20 mVal | |
| Tag 2 + 3 | Lävulose | 500 ml | 3 Wochen |
| | 10% Mannit | 500 ml | |
| | Hyaluronidase | 200 000 IE | |
| | Cis-Diaminodichloroplatin | 25 mg/qm | |
| | Etoposid | 60 mg/qm | |
| | Natriumbikarbonat | 3 × 20 mVal | |
| Tag 3 zusätzlich Citrovorum-Faktor | | 180 mg | 3 Wochen |
| Primäre Hirnlymphome: | | | |
| | CCNU | 80 mg/qm | nur jeden 2. Zyklus |
| | Lävulose | 500 ml | |
| | 10% Mannit | 500 ml | |
| | Hyaluronidase | 200 000 IE | |
| | MTX | 25 mg/qm | |
| | Cis-Diaminodichloroplatin | 30 mg/qm | |
| 2 × täglich | Dexamethason | 4 mg | 3 Wochen |

tungszeit bei diesen Patientinnen betrug zwischen zwei und elf Monate (median neun Monate). Drei der sechs Patientinnen sind verstorben.

Trotz der geringen Fallzahl konnte somit gezeigt werden, daß bei Hirnmetastasen von Mammakarzinomen auch nicht liquorgängige Zytostatika nach Hyaluronidasezusatz wirksam werden können.

Bei einem Patienten mit Hirnmetastasen eines kleinzelligen Bronchuskarzinoms konnte eine vier Monate dauernde passagere Teilremission erzielt werden.

Die Chemotherapie mit Zusatz von Hyaluronidase hat bei primären Hirnlymphomen, unter anderem auch bei einem Rezidiv, eine eindeutige Wirkung gezeigt, ein Vergleich mit anderen Behandlungsmethoden wie z. B. der Bestrahlung ist aber auf Grund der kleinen Fallzahl nicht möglich.

Die Untersuchungen an acht Patienten mit hochmalignen Hirnlymphomen (sieben primäre und eine Hirnmanifestation bei generalisiertem Lymphom) haben ergeben, daß durch den Einsatz von Hyaluronidase vier komplette Remissionen erreicht werden konnten. Bei einer dieser Patientinnen wurde das bereits chemoresistente Lymphom zusätzlich zur unveränderten Chemotherapie mit Hyaluronidase behandelt, worauf eine komplette Remission erreicht wurde, die über 25 Monate lang anhielt, die letzten 18 Monate bereits ohne Therapie. Zwei weitere Patienten erreichten partielle Remissionen: ein Patient über sieben Monate, einer über drei Monate. Bei zwei Patienten wurde eine vorübergehende Stabilisierung des Zustandes mit deutlicher Abnahme des Hirnödems und klinischer Besserung erreicht, dann traten zusätzliche Infiltrate auf. Diese Patienten sind verstorben. Bei einem weiteren Patienten blieb der Tumor trotz Therapie progredient. Der Patient kam am Tumor ad exitum. Die Beobachtungszeit aller Patienten mit Hirnlymphom beträgt zwischen vier und 32 Monate (mediane Überlebenszeit ab Beginn der Hyaluronidasetherapie nach Kaplan-Meyer 26 Monate). Bisher sind drei der acht Patienten verstorben (Baumgartner/Horaczek 1988).

Ebenso erfolgversprechende Ergebnisse wurden bei Patienten mit malignen Glioblastomen erzielt, die Zusammenfassung dieser Ergebnisse ist im Kapitel „Hyaluronidase als Zusatz zur zytostatischen Chemotherapie bei Glioblastomen" zu finden.

Über die Erfolge bei Plattenepithelkarzinomen im HNO-Bereich (Baumgartner/Neumann 1987) wird im entsprechenden Kapitel (siehe unten) berichtet.

*Nebenwirkungen*

Es wurden durch Hyaluronidase keine spezifisch toxischen Nebenwirkungen verursacht. 8,7% der Patienten zeigten allergische Reaktionen mit Schwindel, Erbrechen und Kreislaufschwäche, wobei es in 1,7% zu wenige Stunden dauerndem Temperaturanstieg bis 39 °C kam. Die allergischen Reaktionen konnten in allen Fällen mit Kalzium und Kortikoiden beherrscht werden. Weiters trat bei zwei Patienten bereits bei der ersten Verabreichung von Hyaluronidase eine allergische Reaktion auf. Bei zwei Patienten mit Myelom wurde wegen starker Beschwerden trotz Auftretens einer einmaligen allergischen Reaktion die Therapie weitergeführt, dennoch kam es zu keinen weiteren allergischen Reaktionen. Bei den übrigen Patienten wurde die Therapie nach Auftreten einer allergischen Reaktion abgebrochen.

Diese allergischen Reaktionen sind Folge einer antigenen Wirkung der aus Stierhoden gewonnenen Hyaluronidase. Bei 38 Patienten wurden Kontrollen des Antikörperspiegels gegen Hyaluronidase vorgenommen. Bei zwölf Patienten wurden bereits vor Therapiebeginn erhöhte Antikörpertiter festgestellt. Bei achtzehn der Patienten ist es etwa sechs Wochen nach Therapiebeginn zu einem Anstieg des Titers gekommen, bei neun von ihnen auf das Zehn- bis Hundertfache. Nur in einem dieser Fälle trat nach drei Monaten regelmäßiger Therapie eine allergische Reaktion auf. Es fand sich also keine Korrelation zwischen Anstieg des Antikörpertiters gegen Hyaluronidase und dem Auftreten von allergischen Reaktionen; ebensowenig konnte vorerst eine Korrelation zwischen dem Anstieg des Antikörpertiters gegen Hyaluronidase und dem Auftreten von Rezidiven festgestellt werden.

Bei einer Patientin mit Kolonkarzinom traten während der Applikation von hochdosierter Hyaluronidase immer wieder heftige lumbagiforme Schmerzen auf, die von der Patientin als wehenartig beschrieben wurden. Ein organisches Korrelat zu diesen Beschwerden konnte nicht gefunden werden. Die gleichzeitige Verabreichung von Magnesium glukonicum während der Hyaluronidasetherapie erzielte ein völliges Verschwinden dieser Beschwerden, trotzdem vorher ein normaler Magnesiumspiegel im Serum gemessen worden war.

Obwohl diese gut beherrschbaren Allergien bei systemischer Anwendung von Hyaluronidase nach den Erfahrungen an 260 Patienten keine ernste Gefährdung derselben darstellen, sollte man dennoch immer auf solche Reaktionen vorbereitet sein.

Bei zwei Patienten, bei denen Hyaluronidase zusammen mit 5-Fluorourocil in die A. hepatica appliziert wurde, traten keine Nebenwirkungen auf.

Eine auffällige Beschleunigung der Metastasierung wurde in keinem Fall beobachtet.

Die Nebenwirkungen der zytostatischen Chemotherapie änderten sich durch Zusatz von Hyaluronidase nicht in auffälliger Weise. Man hat jedoch den Eindruck, daß das durch Cis-Platin verursachte Erbrechen durch Zugabe von Hyaluronidase zur Chemotherapie vermindert wurde. Dieser Effekt konnte allerdings nicht objektiviert werden (Baumgartner 1987).

### 10.3.8 Hyaluronidase als Zusatz zur zytostatischen Chemotherapie bei Glioblastomen

Nach einigen erfreulichen Erfolgen bei Patienten mit Glioblastomen wurde an der Neurochirurgischen Universitätsklinik Wien und an der 3. Medizinischen Abteilung und Ludwig-Boltzmann-Institut für Leukämieforschung und Hämatologie des Hanusch-Krankenhauses der Stadt Wien eine Pilotstudie mit Hyaluronidase und Chemotherapie durchgeführt, an der sich das Neurologische Krankenhaus der Stadt Wien Rosenhügel und die Landes-Nervenklinik Salzburg beteiligte.

#### Patientenauswahl

Es wurden 57 Patienten mit Gliomen (31 primäroperiert, 26 rezidivoperiert) behandelt, alle histologisch verifiziert:

| Gliom | Anzahl Patienten | davon rezidivoperiert |
|---|---|---|
| Astrozytom III | 12 | 5 |
| Astrozytom III—IV | 5 | 3 |
| Astrozytom IV | 1 | |
| Oligodendrogliäre Mischgliome | 3 | |
| Glioblastome IV | 36 | 18 |

Drei Fälle mit Rezidiven wurden vorbestrahlt und fünf mit Bluthirnschrankenöffnung (einmal Mannit, viermal Angiographin) vorbehandelt. Tabelle 8 zeigt das Therapieschema. Zwölf primäroperierte und acht nicht vorbestrahlte, rezidivoperierte Patienten erhielten eine zusätzliche Strahlentherapie (6 000 R) jeweils nach drei Zyklen Chemotherapie mit Hyaluronidase, die nach Abschluß der Bestrahlung fortgesetzt wurde.

Bei den inoperablen und teilresezierten Patienten wurden bis zu vierzehn chemotherapeutische Zyklen durchgeführt, bei den chirurgisch radikaloperierten Patienten insgesamt sieben. Im Fall von Nebenwirkungen wurden entsprechende Modifikationen des Therapieschemas vorgenommen. Nachdem zwei Patienten im Therapieintervall an Lungenembolien ad exitum gekommen waren und in einem Fall ein Lungeninfarkt aufgetreten war, wurde bei acht Patienten eine Thromboseprophylaxe mit Dipyridamol-Azetylsalizylsäure als Dauertherapie durchgeführt. Da Heparin Hyaluronidase inaktiviert, ist es im Rahmen dieser Therapie als Thromboseprophylaxe ungeeignet. Ausschließlich bei Hirndruckzeichen wurde mit Dexamethason behandelt.

*Ergebnisse*

Bei primäroperierten Patienten traten mehr Frühversager auf als bei Rezidivoperierten, andererseits waren mehr Langzeitüberlebende zu beobachten. Auch zeigten die zusätzlich bestrahlten bzw. vorbestrahlten Patienten bessere mediane Überlebenszeiten als nicht bestrahlte.

| Primär- und rezidivoperierte Patienten | Mediane Überlebenszeit |
| --- | --- |
| Nicht bestrahlte Patienten: | |
| Glioblastom IV und Astrozytom III—IV | 10 Monate |
| Astrozytom III und Mischgliom III | nach 16 Monaten leben 62% |
| Zusätzlich bestrahlte Patienten: | |
| Glioblastom IV und Astrozytom III—IV | 24 Monate |
| Astrozytom III und oligoden- | |
| drogliäres Mischgliom III | nach 26 Monaten leben 78% |

Fünf von zehn Patienten mit großen inoperablen Rezidiven konnten durch Chemotherapie und Hyaluronidase in eine mehrere Monate dauernde Remission gebracht und klinisch deutlich gebessert werden.

Von 57 Patienten kam es unter der Chemotherapie plus Hyaluronidase bei elf Patienten zu Knochenmarksdepressionen (darunter eine letale Agranulozytose). Vier Therapieabbrüche mußten vorgenommen werden und sechsmal war eine Dosisreduktion der Zytostatika erforderlich. Nach Hyaluronidase traten drei passagere, mit Kortison und Kalzium beherrschbare, allergische Reaktionen auf.

Die mediane Überlebenszeit nach Absetzen der Chemotherapie während des rezidivfreien Intervalls wegen Nebenwirkungen, aber auch aus psychischen Gründen (z. B. nach mehrmonatiger Cis-Platintherapie), betrug vier Monate. Dies wirft die Frage einer Langzeittherapie auf, zu der folgender kasuistischer Beitrag geliefert werden kann: Eine Patientin (75 Jahre) mit einem Glioblastom IV wurde mit einmaliger Gabe von 2 mg Oncovin, 30 mg Methotrexat und 200 000 IE Hyaluronidase in eine komplette Remission gebracht (Dauer 9 Monate). Eine andere Patientin konnte mit dieser Therapie (alle drei Wochen verabreicht) bisher fünf Monate rezidivfrei gehalten werden. Möglicherweise wäre diese Therapieform als Erhaltungstherapie geeignet (Baumgartner/Horaczek 1987).

### 10.3.9 Hyaluronidase in der zytostatischen Therapie von Plattenepithelkarzinomen im HNO-Bereich

Im Rahmen der oben beschriebenen Pilotstudie (Baumgartner 1987) wurden besonders bei Plattenepithelkarzinomen im HNO-Bereich gute Erfolge erzielt: Fünf komplette Remissionen und drei partielle Remissionen bei insgesamt elf Patienten mit primärer oder sekundärer Chemotherapie plus Hyaluronidase bzw. fünf komplette Remissionen bei sechs Patienten allein durch Zusatz von Hyaluronidase zur sonst unveränderten Chemotherapie. Diese Ergebnisse haben H. Neumann bewogen, gemeinsam mit G. Baumgartner weitere Patienten mit dieser Erkrankung zu behandeln. Die Applikationsformen und Dosierungen von Hyaluronidase sind Tabelle 10 zu entnehmen. Bei den Plattenepithelkarzinomen handelte es sich um Tumore mit meist ausgedehnter Metastasierung, welche operativ nicht radikal entfernt werden konnten und deshalb zusätzlich auch einer Strahlentherapie zugeführt worden waren.

Von insgesamt 27 Patienten konnte in 14 Fällen eine komplette Remission beobachtet werden, fünfmal kam es zu einer partiellen Remission, in drei Fällen änderte sich der Zustand nicht, fünfmal

**Tabelle 9.** HNO-Tumoren: Lokalisation und Übersicht über Behandlungsergebnisse (Baumgartner/Neumann 1987)

| Lokalisation | n | CR | PR | NC | Progredienz | Tod |
|---|---|---|---|---|---|---|
| Tonsillen | 7 | 6 | — | — | — | 1 |
| Zunge | 5 | 1 | 2 | 1 | 1 | 4 |
| Larynx | 5 | 3 | — | 1 | 1 | 2 |
| Mundboden | 3 | 1 | 1 | — | 1 | 2 |
| Hypopharynx | 2 | 2 | — | — | — | 1 |
| Epipharynx | 2 | — | 2 | — | — | 2 |
| Occ. Npl. | 2 | — | — | 1 | 1 | 2 |
| Plasmozytom | 1 | 1 | — | — | — | — |
| Summe | 27 | 14 | 5 | 3 | 4 | 14 |

*n* Anzahl Patienten, *CR* Komplette Remission, *PR* Partielle Remission, *NC* No Change, stationäres Tumorverhalten

wuchs der Tumor bei Zugabe von Hyaluronidase zur Chemotherapie dennoch weiter. Aus diesem Kollektiv sind 13 Patienten während der Beobachtungszeit verstorben. Die mediane Beobachtungszeit liegt im Gesamtkollektiv trotz der insgesamt sehr schlechten Prognose bei 24 Monaten, mit einer Spannweite von 6—70 Monaten.

Tabelle 10 zeigt die Formen zytostatischer Chemotherapie, die mit Hyaluronidase kombiniert wurden. Bei den unter a) und b) gezeigten Therapien wurden 7 500 IE Hyaluronidase gleichzeitig mit Bleomycin intramuskulär verabreicht. Die Auswahl der Therapieschemata und die Dosierung der Zytostatika, insbesondere von Methotrexat und Cis-Platin erfolgte entsprechend dem Zustand der Patienten, wobei auch die Vortherapie berücksichtigt werden mußte.

Die behandelten 27 Patienten kann man in zwei Teilkollektive trennen (siehe Tabellen 11, 12). In elf prognostisch besonders un-

**Tabelle 10.** HNO-Tumoren: Behandlungsschemata, die mit Hyaluronidase kombiniert wurden (Baumgartner/Neumann 1987)

| | | |
|---|---|---|
| a) | Bleomycin i.m. | 7,5 mg |
| | — 1 h Intervall — | |
| | Methotrexat | 20 mg/m² |
| | Cis-Platin | 25 mg/m² |
| b) Tag 1: | Bleomycin i.m. | 7,5 mg |
| | — 1 h Intervall — | |
| | Methotrexat | 25 mg/m² |
| | Cis-Platin | 25 mg/m² |
| Tag 2 + 3: | Cis-Platin | 20 mg/m² |
| c) | Methotrexat | 25 mg/m² |
| | — 4 h Intervall — | |
| | 5-Fluorouracil | 800 mg/m² |
| d) Tag 1: | Methotrexat | 100 mg/m² |
| | — 4 h Intervall — | |
| | 5-Fluorouracil | 800 mg/m² |
| Tag 2: | Leucovorin | 2 × 7,5 mg |
| Tag 3: | Leucovorin | 4 × 7,5 mg |

**Tabelle 11.** HNO-Tumoren: Teilkollektiv, bei welchem die Chemotherapie von Anfang an mit Hyaluronidase kombiniert wurde (Baumgartner/Neumann 1987)

| Lokalisation | n | CR | PR | NC | Progredienz | Tod |
|---|---|---|---|---|---|---|
| Tonsillen | 3 | 3 | — | — | — | 1 |
| Zunge | 3 | 1 | 1 | — | 1 | 2 |
| Larynx | 1 | — | — | — | 1 | 1 |
| Mundboden | 1 | 1 | — | — | — | — |
| Hypopharynx | 1 | 1 | — | — | — | 1 |
| Epipharynx | 1 | — | 1 | — | — | 1 |
| Occ. Npl. | — | — | — | — | — | — |
| Summe | 10 | 6 | 2 | — | 2 | 6 |

*n* Anzahl Patienten, *CR* Komplette Remission, *PR* Partielle Remission, *NC* No Change, stationäres Tumorverhalten

**Tabelle 12.** HNO-Tumoren: Teilkollektiv, bei welchem Hyaluronidase nach Auftreten einer Chemoresistenz zur Chemotherapie hinzugefügt wurde (Baumgartner/Neumann 1987)

| Lokalisation | n | CR | PR | NC | Progredienz | Tod |
|---|---|---|---|---|---|---|
| Tonsillen | 3 | 3 | — | — | — | — |
| Zunge | 2 | — | 1 | 1 | — | 2 |
| Larynx | 4 | 3 | — | 1 | — | 1 |
| Mundboden | 2 | — | 1 | — | 1 | 2 |
| Hypopharynx | 1 | 1 | — | — | — | — |
| Epipharynx | 1 | — | 1 | — | — | 1 |
| Occ. Npl. | 2 | — | — | 1 | 1 | 2 |
| Plasmozytom | 1 | 1 | — | — | — | — |
| Summe | 16 | 8 | 3 | 3 | 2 | 8 |

*n* Anzahl Patienten, *CR* Komplette Remission, *PR* Partielle Remission, *NC* No Change, stationäres Tumorverhalten

günstigen Fällen wurde von Beginn an neben der Chemotherapie auch Hyaluronidase verabreicht, um so alle denkbaren therapeutischen Möglichkeiten auszuschöpfen. Erstaunlicherweise konnte in dieser Gruppe sechsmal eine komplette und zweimal eine partielle Remission beobachtet werden. Die sechs Todesfälle setzten sich zusammen aus den drei Patienten mit Progredienz und zwei Patienten mit partieller Remission. Ein weiterer Patient, dessen Hypopharynxtumor komplett rückgebildet war, hatte zwar zusätzlich ein primäres Lungenkarzinom, ist aber an einem apoplektischen Insult verstorben.

Das zweite Teilkollektiv (Tabelle 12) umfaßt 16 Patienten, welche zunächst aufgrund der Tumorausdehnung bzw. Metastasierung nach palliativer Operation oder Bestrahlung eine Chemotherapie erhielten. Diese Patienten zeigten allerdings entweder gleich eine Chemoresistenz oder es trat später trotz Therapie eine neuerliche Progression auf. Nun erhielten diese Patienten zusätzlich Hyaluronidase, die ursprüngliche Chemotherapie wurde nicht geändert. In acht Fällen kam es zu einer kompletten Remission, in drei Fällen zu einer partiellen. Drei Patienten sprachen nicht an und nur bei zwei Patienten wuchsen die tumorösen Veränderungen unter der Therapie weiter. Acht Patienten aus dieser Gruppe sind während

**Tabelle 13.** HNO-Tumoren: Acht Patienten, bei denen nach Chemoresistenz durch Hyaluronidasetherapie eine komplette Remission erzielt wurde (Baumgartner/Neumann 1987)

| Zeit in Monaten | |
| --- | --- |
| bis Hyaluronidasetherapie | ab Hyaluronidasetherapie |
| 3 | 18 |
| 3 | 23 |
| 4 | 21 |
| 5 | 35 |
| 7 | 40 |
| 8 | 31 |
| 11 | 25 |
| 48 | 22 |

der Beobachtungszeit verstorben (alle Patienten, die nicht in die komplette Remission gekommen waren).

In Tabelle 13 sind die Zeiträume in Monaten bis zur Progression, d. h. bis zum Beginn der Hyaluronidasetherapie, den Zeiträumen ab Einsetzen der Hyaluronidasetherapie gegenübergestellt, in denen bis Studienende alle diese Patienten überlebt haben. Es ist offensichtlich, daß bei den meisten Patienten bis zur objektiven Chemoresistenz nur kurze Zeit verstrichen ist bzw. von Anfang an eine Chemoresistenz bestanden hat, und dieses Patientenkollektiv eine primär schlechte Prognose nach den üblichen Kriterien gehabt hatte. Der rasche Krankheitsverlauf konnte bei den anderen acht Patienten auch durch Zugabe von Hyaluronidase zur Chemotherapie nicht beeinflußt werden, die Patienten verstarben relativ bald. Aber immerhin die Hälfte der Patienten, bei denen jene Chemotherapie unverändert beibehalten wurde, gegen die der Tumor resistent geworden war, zeigten nur durch Zusatz von Hyaluronidase eine komplette Remission mit langen Überlebenszeiten. Bei diesen prognostisch sehr ungünstig verlaufenden Fällen ist eine entscheidende Verbesserung der Gesamtprognose eingetreten.


*Nebenwirkungen*

Nebenwirkungen durch pharmakologische Eigenschaften der Substanz wurden auch bei dieser Studie nicht beobachtet. Bei zwei von 27 Patienten trat eine anaphylaktische Reaktion mit Blutdruckabfall und Tachykardie ein, davon bei einem Patienten verbunden mit Fieber (möglicherweise verursacht durch Bleomycin). Die allergischen Reaktionen waren in keinem Fall lebensbedrohlich und mit Kortison und Kalzium beherrschbar. Ihre Häufigkeit entspricht der bei anderen Studien mit Hyaluronidase. Der Studienleiter dieser Studie weist auch auf die gute Verträglichkeit der Hyaluronidase hin, und hat den subjektiven Eindruck, daß die Verträglichkeit der Zytostatika, insbesondere des Cis-Platin, durch gleichzeitige Hyaluronidasegabe verbessert wird (Baumgartner/Neumann 1987).

### 10.3.10 Hyaluronidase in der Rezidivprophylaxe nach transurethraler Blasenkarzinom-Resektion

*Plasmaspiegel von Mitomycin C nach Instillation in die Harnblase mit und ohne Hyaluronidase*

Vor Prüfung der Wirksamkeit der Hyaluronidase bei der intravesikalen Therapie mit Mitomycin C beim Blasenkarzinom wurde untersucht, ob durch Hyaluronidase das Chemotherapeutikum unerwünschterweise vermehrt in den Kreislauf gelangt. Die Untersuchung bei 20 Patienten mit Blasenkarzinom hat ergeben, daß Hyaluronidase in der Dosierung von 200 000 IE keinen Einfluß auf die Resorption von Mitomycin C hat, d. h., daß durch eine derartige Therapieform keine unerwünschte Systemwirkung zu befürchten ist (Maier/Baumgartner 1986).

Im Anschluß an die Pilotstudie über Mitomycin-Plasmaspiegel nach intravesikaler Instillation mit und ohne Zusatz von Hyaluronidase wurde an der Urologischen Universitätsklinik Wien eine randomisierte klinische Studie über die zusätzliche rezidivprophylaktische Wirkung von Hyaluronidase durchgeführt.

*Patientengut und Methodik*

Insgesamt wurden 56 Patienten nach transurethraler Blasentumorresektion (mit histologisch nachgewiesener Radikalität) behandelt. Nach Randomisierung erhielten 28 Patienten in der Folge 20 mg Mitomycin C gelöst in 20 ml aqua dest. und 28 Patienten zusätzlich 200 000 IE Hyaluronidase. Die intravesikalen Instillationen − mittels Einmalkatheter − wurden zirka eine Woche nach dem endoskopischen Eingriff begonnen. Im ersten Halbjahr wurden die Instillationen alle zwei Wochen und weiter alle vier Wochen bis zum Ende des zweiten Jahres nach Therapiebeginn durchgeführt. Die endoskopischen Kontrollen mit gleichzeitiger Abnahme einer Lavagezytologie erfolgten in den ersten beiden Jahren alle drei Monate, dann halbjährlich. Eine Ausscheidungsurographie sowie eine Sonographie wurde in diesem Zeitraum jährlich veranlaßt.

Ab dem dritten Jahr folgten — bei bis dahin bestehender Rezidiv-
freiheit — die endoskopischen Kontrollen alle sechs Monate und
die Urographie sowie Sonographie alle 18 Monate.

Aus den Tabellen 14 und 15 ist ersichtlich, daß beide Behand-
lungsgruppen statistisch durchaus vergleichbar sind.

**Tabelle 14.** Blasentumoren: Datenvergleich von jeweils 28 Patienten
(Maier/Baumgartner 1988)

|  | Mitomycin C | Mitomycin C + Hyaluronidase |
|---|---|---|
| Alter (Jahre) | 44—80 ($\times$ 62,8) | 49—84 ($\times$ 67,3) |
| Männer | 17 | 18 |
| Frauen | 11 | 10 |
| Primärtumor | 15 | 16 |
| Rezidivtumor | 13 | 12 |
| Beobachtungszeit (Monate) | 6—32 ($\times$ 21,1) | 6—32 ($\times$ 20,2) |

**Tabelle 15.** Blasentumoren: Vergleich von Tumorstadium und Maligni-
tätsgrad, pro Gruppe 28 Patienten (Maier/Baumgartner 1988)

|  | Mitomycin C | | | Mitomycin C + Hyaluronidase | | |
|---|---|---|---|---|---|---|
|  | G I | G II | G III | G I | G II | G III |
| $T_A$ | 8 | 2 | — | 9 | 1 | — |
| $T_1$ | 7 | 7 | — | 5 | 8 | — |
| $T_2$ | — | 3 | 1 | — | 1 | 4 |

*Ergebnisse*

Im Beobachtungszeitraum trat bis Therapieende in der Mitomycingruppe bei neun von 28 Patienten nach einem Zeitraum von
6—24 Monaten (durchschnittlich 11 Monate) ein Rezidiv auf
(= 32,1%). Bei vier Patienten zeigte das Rezidiv ein gleiches Staging
und Grading, während drei Rezidive ein Downstaging aufwiesen.
Zwei Patienten hatten ein Rezidiv mit höherer Malignität aber

gleicher Infiltrationstiefe. Vier dieser neun Patienten wiesen vor Therapiebeginn einen Primärtumor auf, während fünf einen Rezidivtumor (1.—8. Rezidiv) zeigten.

In der Gruppe mit Hyaluronidasezusatz wurden zwei Rezidive bei 28 Patienten nach sechs bzw. 20 Monaten beobachtet (= 7,1%). Bei beiden Patienten kam es zu einem Downstaging und Downgrading. Einer der beiden Patienten hatte vor Therapiebeginn einen Primärtumor, der andere hatte vor Therapiebeginn schon das zweite Rezidiv.

Somit konnte mit Hyaluronidase eine signifikante Verbesserung der bekannten rezidivprophylaktischen Wirkung von Mitomycin C erzielt werden (p $\leqslant$ 0,05).

*Nebenwirkungen*

In der Mitomycingruppe traten bei fünf Patienten (17,8%) im Rahmen von 788 Instillationen Nebenwirkungen in Form eines Hautexanthems (1 × ) sowie einer Zystitis (4 × ) auf. In der Gruppe mit Hyaluronidasezusatz (750 Instillationen) wurden ähnliche unerwünschte Nebenwirkungen beobachtet (14,2%): 1 × Hautexanthem, 3 × Zystitis.

Nach Ablauf der zweijährigen Instillationszeit wiesen in jeder Gruppe jeweils noch zwei weitere Patienten ein Rezidiv auf (nach 26 bzw. 28 Monaten in der Mitomycingruppe und nach 28 bzw. 31 Monaten in der Gruppe mit Hyaluronidasezusatz) (Maier/ Baumgartner 1988).

### 10.3.11 Einfluß auf die Pharmakokinetik von Fluorouracil durch Hyaluronidase bei intraarterieller Verabreichung und regionale Behandlung von Lebermetastasen bei kolorektalen Karzinomen

Hyaluronidase wurde auch in der lokalen intraarteriellen Therapie von Lebermetastasen angewendet. Insgesamt zwölf Patienten, bei welchen Lebermetastasen gastrointestinaler Tumoren festgestellt worden waren, erhielten intraarterielle Katheter durch die A. gastroduodenalis. Auf diesem Weg wurde eine primäre Chemotherapie mit 15 mg/kg Körpergewicht 5-Fluorouracil (FU) und zwei Wochen später mit 5-Fluoro-2-deoxyuridin (FUDR) über 30 bzw. 60 min durchgeführt. Während und nach der Perfusion wurden Blutproben aus der Vena hepatica in Zehn-Minuten-Abständen gewonnen. Diese Blutabnahmen dienten zur Bestimmung des Plasmaspiegels der Zytostatika. Im Rahmen dieser Studie wurde nun untersucht, ob eine zusätzliche Perfusion mit Hyaluronidase die Pharmakokinetik von FU verändert. Die untenstehende Graphik zeigt, daß durch eine Prämedikation mit Hyaluronidase nach Beendigung der Perfusion kein FU aus der Leber über die Lebervene abfließt, was nur bedeuten kann, daß die gesamte Dosis an FU am Ort der gewünschten Wirkung verbleibt. Ohne Hyaluronidase sind nach Beendigung der Perfusion wieder zunehmende Konzentrationen von FU in der Lebervene feststellbar, haben also das Erfolgsorgan wieder verlassen und beginnen nun im großen Kreislauf zu zirkulieren. Dieses Ergebnis, so schließt der Autor der Studie, könnte

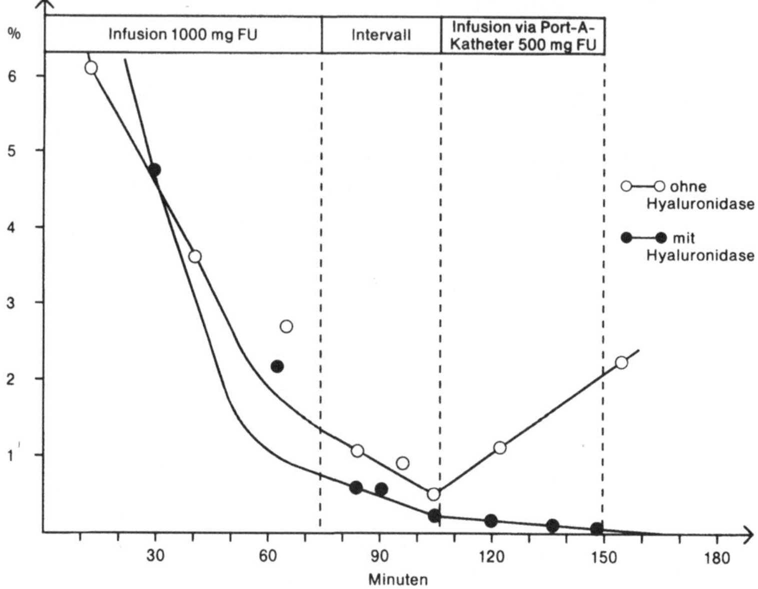


**Abb. 10.** 5-Fluorouracil-Blutspiegel mit und ohne Hyaluronidase (Zänker 1985)

erklären, warum Tumore, die gegen eine Chemotherapie mit FU/ FUDR bereits resistent waren, auf die gleiche Chemotherapie wieder angesprochen haben, wenn davor Hyaluronidase verabreicht wurde.

Ermutigt durch die klinischen Ergebnisse von G. Baumgartner und eigene Untersuchungen führte K. S. Zänker in München daraufhin bei chemoresistent gewordenen Patienten mit verschiedenen Tumoren Hyaluronidase zusätzlich in die Therapie ein. Vor der unveränderten Chemotherapie wurden, wie in Wien — 200 000 IE Hyaluronidase intravenös verabreicht. Schon bei den ersten Patienten zeigte sich ein positiver Effekt: Bei zwei von drei Patientinnen mit Lungenmetastasen nach Mammakarzinom wurde eine Teilremission der Metastasen erzielt, bei einer Patientin heilten die Lebermetastasen völlig ab. Bei einem Patienten mit einem Mesotheliom und Pleuraerguß wurde eine komplette Remission erreicht. Die mediane Beobachtungszeit für alle oben geschilderten Fälle betrug zwölf Monate (Zänker 1985, 1986, Baumgartner 1988).

**Tabelle 16.** Klinische Wirksamkeit der intraarteriellen Infusion von Hyaluronidase und 5-Fluorouracil über die Leberarterie bei vorher chemoresistenten Patienten mit Lebermetastasen (Baumgartner 1988)

| Ansprechen | Anzahl Patienten | Beschreibung |
|---|---|---|
| Partiell | 2 | Verkleinerung und Verschwinden von Tumorknoten (CTscan) mit annähernder Normalisierung der CEA-Werte |
| Minimal | 3 | Abnahme der Größe eines oder zweier Tumoranteile mit Stabilisierung der übrigen Tumorknoten ohne signifikant veränderter CEA-Werte |
| Ohne Einfluß | 1 | Anstieg der Tumormasse und Erhöhung der Serum-CEA-Werte |

*Phase I-Studie mit Hyaluronidase als Zusatz zur zytostatischen Therapie bei peritonealen und pleuralen Ergüssen*
(Baumgartner 1988)

Bei drei von acht Patienten wurden zwischen 24 h und 48 h nach der intraperitonealen Applikation milde abdominelle Schmerzen beobachtet, die ohne weitere Maßnahmen wieder abklangen. Die Toxizität der Zytostatika wurde durch Hyaluronidase nicht verstärkt, Hyaluronidase verursachte selbst keinerlei Toxizität. Die peritonealen und pleuralen Exsudationen trockneten in der Mehrzahl der Fälle aus, die Beurteilbarkeit des Ausmaßes erwies sich aber als besonders schwierig (Behandlungsschema siehe Tabelle 17).

**Tabelle 17.** Anzahl der Zyklen mit Hyaluronidase- und Chemotherapiebehandlung (Baumgartner 1988)

| Primärtumor Lokalisation | Anzahl Patienten | Chemotherapie | Anzahl Behandlungen bei | |
|---|---|---|---|---|
| | | | Asziteserguß | Pleuraerguß |
| Pankreas | 1 | Doxorubicin, Cyclophosphamid, Mitomycin, 5-Fluorouracil, Peptichemio | 4 | |
| Magen | 2 | Doxorubicin, Mitomycin, 5-Fluorouracil, Peptichemio | 5 | |
| Kolon | 1 | 5-Fluorouracil | 3 | |
| Ovarien | 3 | Doxorubicin, Cyclophosphamid, Methotrexat, Cis-Platin, Peptichemio | 17 | |
| Mamma | 1 | Doxorubicin, Cyclophosphamid, Peptichemio | 3 | |
| Mamma | 4 | Peptichemio | | 12 |

# 11 Nebenwirkungen

## 11.1 Unerwünschte Wirkungen
## aufgrund des Wirkungsmechanismus

Bisher sind durch die Enzymwirkung, also die eigentliche pharmakodynamische Eigenschaft von Hyaluronidase, keinerlei unerwünschte Wirkungen beim Menschen aufgetreten. Obwohl bei den klinischen Studien mit der hochgereinigten Form Tagesdosen von 200 000 IE verabreicht werden, eine Dosis, die bei früheren Anwendungen bei anderen Indikationen während einer Therapiedauer von Wochen nicht erreicht worden war, sind keine unerwünschten Effekte beobachtet worden.

## 11.2 Unerwünschte Wirkungen
## aufgrund der Antigenität

Die längsten Erfahrungen mit Hyaluronidase, betreffend die intravenöse Applikation bei verschiedenen Indikationen, wurden bisher in der DDR gemacht. Schon 1961 wurde Hyaluronidase sporadisch, und ab 1968 systematisch bei verschiedenen orthopädischen Erkrankungen verwendet. 1972 berichtet H.-D. Kretschmar über seine Ergebnisse bei 600 behandelten Patienten: 1 500 − 3 000 IE Hylase „Dessau" wurden täglich oder jeden zweiten Tag insgesamt drei- bis fünfmal intravenös verabfolgt. In einzelnen Fällen wurden im Verlauf von mehreren Wochen bis zu 90 000 IE gegeben. Bei zwei Patienten traten Exantheme auf, die mit Prednisolonsalbe und oralen Antihistaminika gut behandelt werden konnten. Anaphylaktische Reaktionen wurden nicht beobachtet. 1975 wurden an Kaninchen und Meerschweinchen entsprechende Experimente durch wiederholte parenterale Applikationen hoher Dosen durchgeführt, die Möglichkeit einer Sensibilisierung konnte dabei bestätigt werden (Kretschmar 1972, Müller 1975).

Im gleichen Jahr berichten G. und W. Richter über einen anaphylaktischen Schock nach der 16. intravenösen Injektion von Hylase „Dessau", dem ersten derartigen Zwischenfall nach ambulanter Behandlung hunderter orthopädischer und dermatologischer Patienten mit diesem Präparat (Richter 1975).

1978 untersuchte H. Storch die Seren von 227 Hylase-„Dessau"-Patienten (aus einem Gesamtkrankengut von 1 500 Patienten) auf humorale Antikörper. Bei 26% der Patienten wurden entsprechende Antikörper gefunden. Die geringste Antigenmenge, die zur Antikörperbildung geführt hatte, betrug 36 000 IE (zweimal wöchentlich durch drei Wochen 6 000 IE iv). Die intravenöse Weiterbehandlung von 17 Antikörperträgern führte in keinem Fall zu einer anaphylaktischen Reaktion (Storch 1978).

In einer Übersicht über 260 Patienten mit malignen Erkrankungen, die von G. Baumgartner teils mit der alten Zubereitung (Permease®), teils mit der hochgereinigten Form behandelt worden waren, werden in 8,7% der systemisch behandelten Fälle Unverträglichkeitsreaktionen beschrieben (Baumgartner 1987).

In einer bisher unveröffentlichten Studie mit wöchentlicher Gabe von 200 000 IE intravenös bei 43 Patienten mit Plattenepithelkarzinomen im HNO-Bereich wurde über zwei anaphylaktische Reaktionen berichtet.

20 weitere Patientinnen mit Ovarialkarzinomen, welche ebenfalls 200 000 IE Hyaluronidase in monatlichen Abständen erhielten, zeigten keine Nebenwirkungen.

Wenn man die Inzidenzrate für Überempfindlichkeitsreaktionen, welche bei den von uns kontrollierten Studien aufgetreten waren, ermittelt, dürfte das Ergebnis bei 6—8% aller behandelten Patienten liegen. Kein Patient wurde durch den Zwischenfall auf Dauer geschädigt, einige Patienten erhielten das Präparat trotzdem weiter und zeigten danach keine Wiederholung einer derartigen Reaktion. Dieses Phänomen wird immunologisch damit erklärt, daß nach einer Allergie vom Soforttyp, welche IgE-vermittelt abläuft, eine Antikörperdrift zum IgG stattfinden kann, und bei nochmaligem Antigenkontakt keine Sofortreaktion mehr auftritt.

In umfangreichen Untersuchungen während der klinisch-therapeutischen Studien wurden mittels ELISA die Antikörpertiter, welche durch eine Therapie mit Hyaluronidase auftreten können, gemessen und registriert. Auch von Patienten ohne maligne Erkrankungen, welche wegen peripherer arterieller Verschlüsse mit Hyaluronidase behandelt wurden, sind Antikörperbestimmungen durchgeführt worden. Die Analyse aller Daten hat mehrere interessante Ergebnisse gebracht:

— Bei Patienten mit Malignomen treten im Durchschnitt wesentlich langsamere Titeranstiege auf als bei Patienten ohne neoplastische Erkrankungen. Das wird durch immunologische Störungen und die zytostatische Therapie bei Tumorpatienten erklärt, da jede effektive Chemotherapie in wechselndem Maße immunsuppressiv wirkt.

— Viele Patienten haben schon vor der Verabreichung von Hyaluronidase teilweise hohe Antikörpertiter. Dieses Phänomen kann bei Tumorpatienten dann auftreten, wenn pathologische Eiweißfraktionen (Paraproteine, unspezifische IgM) im Serum zirkulieren, welche einerseits den ELISA-Test stören, andererseits ähnliche antigene Eigenschaften haben können wie Rinderproteine und dann im Organismus zur Antikörperbildung führen. Bei allen untersuchten Patienten (mit und ohne Malignom) können zusätzlich Antikörper gegen Rinderproteine nach einer frühkindlichen Sensibilisierung zirkulieren. Bei Kindern ist nach frühzeitiger Fütterung mit Vollmich das Krankheitsbild der Kuhmilchproteinintoleranz bekannt, auch hier bleiben oft lebenslang auch nach Abheilung Antikörper gegen Rinderproteine im Serum feststellbar.

Bei Betrachtung aller Titerverläufe kann festgestellt werden, daß nach längerer periodischer parenteraler Gabe von Hyaluronidase mit einem Ansteigen der Titerwerte gerechnet werden kann. Dabei besteht kein Zusammenhang zwischen Titerverlauf und therapeutischer Wirksamkeit einerseits, und zwischen Titerhöhe und allergische Reaktion (Anaphylaxie) andererseits. Es wurden Titerwerte

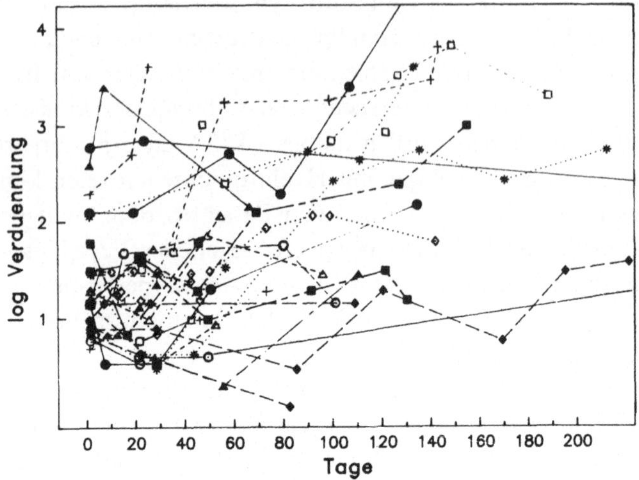


**Abb. 11.** Titerverlauf von Hyaluronidaseantikörpern von 30 Patienten mit nicht-kleinzelligem Bronchuskarzinom (Biochemie 1986)

bis zu 1 : 400 000 gemessen, ohne daß irgendwelche unerwünschten Effekte auftraten, andererseits sind Anaphylaxien schon bei Titern zwischen 1 : 30 und 1 : 50 aufgetreten. Alle bisher beobachteten Symptome (Schweißausbruch, lokale Rötung, Tachykardie, Übelkeit, Schwindel, Blutdruckabfall) verschwanden nach entsprechender iv-Therapie mit Kortison und Kalzium.

Ein Beispiel vom Titerverlauf von Hyaluronidaseantikörpern (ELISA) gibt die folgende Abbildung. Hier wurde bei 30 Patienten mit nicht-kleinzelligem Bronchuskarzinom vor jeder Applikation von Hyaluronidase Blut zur Bestimmung des Antikörpertiters abgenommen.

Auch hier sieht man, daß schon vor dem ersten Kontakt mit Hyaluronidase (= Tag Null) unterschiedlich hohe Antikörpertiter vorhanden waren und die weitere Titerbewegung nicht vorhersehbar war. Die Hyaluronidaseapplikation erfolgte (je nach verwendetem Chemotherapieschema) in wöchentlichem bis monatlichem Abstand. Nur bei einem Patienten trat unmittelbar nach der Applikation ein Kollaps mit den klinischen Symptomen einer anaphylaktischen Reaktion auf. Durch Beendigung der Hyaluronidaseinfusion und Einleitung der üblichen Schocktherapie (Kortison, Kalzium) konnte der ambulante Patient wieder nach Hause entlassen werden.

# 12 Wechselwirkungen — Vorsichtsmaßnahmen

Wie schon im Kapitel „Aktivatoren und Inhibitoren der Hyaluronidase" erwähnt, haben verschiedene, auch therapeutisch verwendete Substanzen eine steigernde oder hemmende Wirkung auf die Enzymaktivität:

*Aktivatoren* — Adrenalin, Histamin.

*Inhibitoren* — Heparin, Dicumarol, Antihistaminika, Salizylate (Breu 1952).

Diese Substanzen sollten wegen möglicher Wirkungsbeeinträchtigung daher nicht gleichzeitig mit Hyaluronidase gegeben werden.

Bei jeder parenteralen Anwendung von Hyaluronidase muß vor allem bei wiederholter Gabe mit einer Unverträglichkeitsreaktion vom Soforttyp gerechnet werden. Es empfiehlt sich daher, entsprechende Medikamente und Einrichtungen zur Schockbekämpfung bereitzuhalten.

*Gegenanzeigen:* Bekannte Allergie gegen Rinderproteine bzw. allergische Reaktionen bei vorangegangenen Therapiezyklen mit Hyaluronidase.

## 13 Kompatibilität mit verschiedenen zytostatischen Substanzen

Obwohl Hyaluronidase vor einer beabsichtigten Zytostatikagabe verabreicht wird und *nicht* in einer gemeinsamen Infusion (siehe Anwendungshinweise, Ausnahme: lokale Chemotherapie, z. B. Blasenkarzinom, intraperitoneale Anwendung), wurde die Kompatibilität mit einigen wichtigen Zytostatika untersucht. Hyaluronidase ist ohne Wirkungsverlust mit folgenden Substanzen mischbar und mindestens zwei Stunden haltbar:

Adriamycin (ADM)
Amethopterin (Methotrexat MTX)
Cis-Platin (DDP)
Cyclophosphamid (CYT)
Fluorouracil (5-FU)
Ifosfamid (IFO)
Mitomycin C (MIT-C)
Mitoxantron (Novantron®)
Etoglucid (Epodyl®)
Epirubicin (Farmorubicin®)

Die Mischung von Hyaluronidase mit Etoposid (VP-16) führt zu sofortiger Inaktivierung der Hyaluronidase mit Bildung eines Niederschlages (Qualitätssicherung 1984).

# 14 Schwangerschaft und Stillzeit

Durch Hyaluronidase alleine wäre keine unerwünschte Wirkung auf die Gestation zu erwarten. Die kombinierte Anwendung von Hyaluronidase mit zytostatisch wirksamen Substanzen ist, wie jede zytostatische Therapie, in der Schwangerschaft und Stillzeit kontraindiziert.

# *15 Interferenz mit Labortests*

Wie aus sämtlichen präklinischen und klinischen Untersuchungen geschlossen werden kann, besteht durch Hyaluronidase kein signifikanter Einfluß auf irgendwelche Laborparameter. Alle während der klinisch-therapeutischen Studien beobachteten pathologischen Veränderungen von Laborwerten sind einerseits durch die Grundkrankheit und andererseits durch die Toxizität der gleichzeitig angewendeten Zytostatika erklärbar gewesen.

# 16 Anwendungshinweise und Dosierung

*Intravenöse Anwendung*
Dem Lyophilisat 5—10 ml aqua bidest. pro injectionem zufügen, vorsichtig das Durchstichfläschchen schwenken (nicht schütteln, da unerwünschte Schaumbildung auftreten kann). Nach Lösung der gesamten Trockensubstanz diese Lösung mit 0,9%iger NaCl auf 100 ml verdünnen. Üblicherweise erfolgt die Applikation unmittelbar vor der Zytostatikagabe mittels Kurzinfusion (15—20 min). Werden an einem Tag zu verschiedenen Zeitpunkten Chemotherapeutika parenteral verabreicht, so wird die Hyaluronidaselösung zu aliquoten Teilen unmittelbar vor der Chemotherapie gegeben (Beispiel: Bei Gabe von zwei verschiedenen Zytostatika zu verschiedenen Zeitpunkten wird jeweils die halbe gebrauchsfertige Lösung appliziert, sodaß pro Tag die Gesamtmenge von 200 000 IE Hyaluronidase nicht überschritten wird).

*Intraarterielle Anwendung*
Zur lokalen Perfusion via A-hepatica-Katheter Perfusionsdauer 30—60 min (z. B. bei Lebermetastasen) − siehe auch Intravenöse Anwendung.

*Intravesikale Anwendung*
Bei lokaler Chemotherapie von Blasenkarzinomen werden 200 000 IE Hyaluronidase gelöst und mit dem Zytostatikum gemeinsam in einer Lösung mit aqua bidest. auf 20 ml verdünnt in die Blase instilliert (siehe auch Intravenöse Anwendung).

*Intraperitoneale Anwendung*
Zur lokalen Therapie bei Peritonealkarzinose wird der Inhalt eines Durchstichfläschchens gelöst und mit den Chemotherapeutika gemeinsam intraperitoneal verabreicht (siehe auch Intravenöse Anwendung). Zur Frage der Kompatibilität siehe Kapitel „Kompatibilität mit verschiedenen zytostatischen Substanzen".

# Literatur


Ammon R, Dirscherl W (Hrsg) (1959) In: Fermente, Hormone, Vitamine und die Beziehungen dieser Wirkstoffe zueinander, Band I: Fermente, 3. Aufl. Thieme, Stuttgart, S 199

Bacchus H (1965) Serum seromucoid and acid mucopolysaccharide in malignant neoplastic diseases. Cancer 18: 1285–1291

Balazs EA, von Euler J (1952) The hyaluronidase content of necrotic tumour and testis tissue. Cancer Res 12: 326–329

Baumgartner G, Baumgartner M (1985) Ergebnisse einer Pilotstudie mit Hyaluronidase als Zusatz zur zytostatischen Therapie bei malignen Erkrankungen. Wien Klin Wochenschr 97: 148–153

Baumgartner G, Fortelny A, Zänker KS, Kroczek R (1988) Phase I study in chemoresistant loco-regional malignant disease with hyaluronidase. Regional Cancer Treatment (Zur Publikation angenommen: 1. 7. 1988)

Baumgartner G, Horaczek A, Grunert P, Hitzenberger P, Bsteh Ch (1988) Chemotherapie mit Zusatz von Hyaluronidase in der Behandlung von Hirntumoren. Vortrag, Wien 11. 3. 1988, Wissenschaftl. Sitzung, Gesellschaft der Ärzte. Wien Klin Wochenschr 100: 304–305

Baumgartner G, Horaczek A, Grunert P, Kitz K, Wunsch M (1987) Hyaluronidase als Zusatz zur zytostatischen Chemotherapie bei Glioblastomen. Onkologie 10: 100–103

Baumgartner G, Neumann H (1987, 1988) Hyaluronidase in der zytostatischen Therapie von HNO-Tumoren. Laryngol Rhinol Otol 66: 195–199 (1987) und persönliche Mitteilung von Prof. Neumann 29. 6. 1988

Baumgartner G (1987) Hyaluronidase in der Therapie maligner Erkrankungen. Wien Klin Wochenschr 99 [Suppl] 174: 1–22

Beierle JW, Heimerl DM, Allerton SE, Bavetta LA (1971) Growth promotion by extracts from Wilms' tumour in vitro. Experientia 27/4: 435–436

Bellmann H, Rauchfuß E, Böhland W, Scheuner G, Hutschenreiter J, Brand G, Sandner K (1975) Zur pharmakodynamischen Wirkung der kombinierten Anwendung von Hylase „Dessau®" und Myocuran in der ambulanten Chirurgie. Z Ärztl Fortbild 69: 1099–1105

Biochemie GesmbH Wien (Nirnberger G) und Sandoz Forschungsinstitut GesmbH Wien (Klein L): Hyaluronidase-Antikörpertiterverlauf von Karzinompatienten. Nicht publizierte Daten, Januar 1986

Bolotnikova VA, Elshanskaya MP (1975) Morpho-histological study on the processes of tuberculosis healing with streptomycin and hyaluronidase medication. Probl Tuberk 12: 58–64

Bradbury M, Wiernik G, Williams EA, Cowdell RH (1970) Preliminary observations on the histochemistry of the cell surface of carcinoma of the cervix. Br J Cancer 24: 741–765

Brand G, Bellmann H, Kothe W, Duch H-J, Rauchfuß E, Fleischmann H, Schönlebe W, Böhland W (1975) Beitrag zur Hylaseanwendung beim Morbus Bechterew. Z Ärztl Fortbild 69: 1106–1107

Braunwald E, Maroko PR (1976) Effects of hyaluronidase and hydrocortisone on myocardial necrosis after coronary occlusion. Am J Cardiol 37: 550–556

Breu W (1952) Hyaluronidase (Sammelreferat). Wien Klin Wochenschr 64/23: 435–437

Bruck H (1954) Zur Verwendung von Hyaluronidase in der Unfallsheilkunde. Wien Klin Wochenschr 66/43: 827–829

Clark GM, von Hoff DD (1982) Stimulation of tumour growth by anticancer agents in the human tumour cloning system. Proceedings, Am Soc Clin Oncol, abstract C-35. Cancer Res 1: 9

Coman DR (1947) Mechanism of the invasiveness of cancer. Science 105: 347–348

Delpech B, Bertrand P, Maingonnat C (1985) Immunoenzymoassay of the hyaluronic acid–hyaluronectin interaction: application to the detection of hyaluronic acid in serum of normal subjects and cancer patients. Analyt Biochem 149: 555–565

Dick St J, Macchi B, Papazoglou S, Oldsfield EH, Kornblith PJ, Smith BH, Gately MK (1983) Lymphoid cell-glioma cell interaction enhances cell coat production by human gliomas: novel suppressor mechanism. Science 220: 739–742

Didenko IG (1978) The therapeutic effectiveness of ultrasonication and lydase phonophoresis in different forms of sclerodermia. Vestn Dermatol Venerol 6: 76–79

Duran-Reynals F (1928) Exaltation de l'activité du virus vaccinal par les extraits de certains organes. Compt Rend Séances, Soc Biol de Ses Filial 99: 6–7

Elder JB (1980) Intra-arterial hyaluronidase in severe peripheral arterial disease. Lancet I: 648–649

Fiszer-Szafarz B (1981) Acid hydrolases and tumour invasion. Relationship between intracellular distribution of hyaluronidase, cathepsin D and acid phosphatase, and cell proliferation, in rat liver and diethylnitrosamine-induced hepatoma. Biol Cell 42: 97–102

Fraser JRE, Clarris BJ (1970) On the reactions of human synovial cells exposed to homologous leucocytes in vitro. Clin Exp Immunol 6: 211–225

Gibian H (1959), In: Hoffmann-Ostenhof O (Hrsg) Mucopolysaccharide und Mucopolysaccharidasen. F Deuticke, Wien (Einzeldarstellungen aus dem Gesamtgebiet der Biochemie)

Hamburger AW, White CP, Tencer K (1982) Effect of enzymatic disaggregation on proliferation of human tumour cells in soft agar. J Nat Cancer Inst 68: 945–949

Henderson A, Campbell RWF, Julian DG (1982) Effect of a highly purified hyaluronidase preparation (GL enzyme) on electrocardiographic changes in acute myocardial infarction. Lancet I: 874–876

Houck JC, Chang CM (1979) Permeability factor contaminating hyaluronidase preparations. Inflammation 3: 447–451

Joerg M, Ertl W (1953) Klinische Anwendung und Erfahrungen mit Hyaluronidase (Permease) bei Pleuraergüssen. Wien Klin Wochenschr 65/2: 35–37

Kluza HP, Moritz AJ (1985) Hyaluronidase. Neue Aspekte der klinischen Anwendung. Münch Med Wochenschr 21: 561–562

Kohno N, Ohnuma T, Truog P, Biller H, Holland JF (1988) Effects of hyaluronidase on doxorubicin penetration into multicellular tumour spheroids and cell lethality. Proceedings, Am Assoc Cancer Res, vol 29, abstract no 1329, p 334

Koestler E (1976) Das Trophödem (Nonne – Milroy – Meige). Karzinombildung als seltene Komplikation. Dermat Monatsschr 162: 465–475

Kolarova M (1977) Host tumour relationship. XXXIV. Hyaluronidase activity and hyaluronidase inhibitor in the serum of patients with malignant tumours. Neoplasma 24: 285–290

Korotkina RN, Konikova As, Kritzman MG (1968) The fate of parenterally injected $^{14}$C-hyaluronidase. Enzym Biol Clin 9: 361–368

Kretschmar K-H, Bellmann H, Petter O, Senitz D, Zacharias J, Kretschmar K (1972) Klinische Erfahrungen und experimentelle Befunde bei hochdosierter intravenöser Verabfolgung von Hylase „Dessau". Deutsch Gesundheitsw 27: 1608–1612

Lantsov AA, Krywkova NA, Ivanova NF (1977) Use of Rhonidase in surgical and conservative treatment of adhesive otitis media. Vestn Otorinolaringol 2: 16–18

Larcher C Die Gefäßverträglichkeit von Hyaluronidase. Biochemie GesmbH Kundl, Interner Bericht 8. 3. 1984

Laurie SWS, Wilson KL, Kernahan DA, Bauer BS, Vistnes LM (1984) Intravenous extravasation injuries: The effectiveness of hyaluronidas in their treatment. Ann Plast Surg 13: 191–194

Law RO, Rowen D (1978) The role of renal hyaluronidase in the urinary concentrating process: an immunological approach. J Physiol 280: 41 P–42 P

Liu R, Cox J, Salmon S (1987) Hyaluronidase enhances the in vitro cytotoxicity of 5-fluor-uracil. Annual meeting, tissue culture association abstract no 10. In Vitro 23/3

Mahrle G, Herrmann WP, Steigleder GK (1972) Hyaluronidase-Behandlung der progressiven Sklerodermie. Hautarzt 23: 305–307

Maier U, Baumgartner G (1986) Mitomycin C plasma levels after intravesical instillation with and without hyaluronidase. J Urol 135: 1–2

Maier U, Baumgartner G (1988) Metaphylactic effect of mitomycin C with and without hyaluronidase after transurethral resection of bladder cancer. Randomized trial. J Urol (Zur Publikation eingereicht: April 1988)

Maroko PR, Davidson DM, Libby P, Hagan AD, Braunwald E (1975) Effects of hyaluronidase administration on myocardial ischaemic injury in acute infarction. A preliminary study in 24 patients. Ann Intern Med 82: 516–520

Martins de Oliveira J, Carballo R, Zimmerman HA (1959) Intravenous injection of hyaluronidase in acute myocardial infarction: Preliminary report of clinical and experimental observations. Am Heart J 57: 712–722

McBride WH, Bard JBL (1979) Hyaluronidase-sensitive halos around adherent cells. Their role in blocking lymphocyte-mediated cytolysis. J Exp Med 149: 507–515

Meyer K (1972) In: Boyer PD (ed) The enzymes. Hydrolysis: sulfate esters, carboxyl esters, glycosides. Hydration. 11. Hyaluronidases, 3. Aufl. Bd. V. Academic Press, New York London, pp 307–320

Mörl Ch, Bartusch M, Mörl H (1971) Die Therapie des akuten Hörsturzes mit intraarteriellen Dauerinfusionen. Z Laryngol Rhinol Otol 50: 723–728

Mörl H, Bartusch M, Mörl Ch (1972) Arterielle Infusionsbehandlung intrakranieller Durchblutungsstörungen. Dtsch Med Wochenschr 97: 607–609

Morse B, Nussbaum M (1967) The detection of hyaluronic acid in the serum and urine of a patient with nephroblastoma. Am J Med 42: 996–1002

Müller H-D (1975) Untersuchungen zum Antigenitätsproblem von Hylase „Dessau". Z Ärztl Fortbild 69: 1105–1106

Obenaus H, Omilian-Rosso R (1985) Hyaluronidase. Two week intravenous toxicity study in rats. Sandoz Forschungsinstitut Wien, Bericht vom 29. 1. 1985

Obenaus H, Walzl H (1985) Hyaluronidase. Two week intravenous toxicity study in dogs. Sandoz Forschungsinstitut Wien, Bericht vom 30. 1. 1985

Obenaus H, Omilian-Rosso R (1985) Hyaluronidase. Acute toxicity study in mice and rats after intravenous administration. Sandoz Forschungsinstitut Wien, Bericht vom 1. 2. 1985

Panazzolo A, Cacciari P, Scuro S, Taddei S, Masaracchia S (1971) Ricerche sperimentali sulla concentrazione della ialuronidasi nel secreto vaginale di pazienti portatrici di lesioni pre-neoplastiche e neoplastiche del collo dell'utero. Arch Sci Med 128: 63–75

Partsch H, Baumgartner G, Moritz A (1986) Hyaluronidase for treatment of arterial gangrene. 14th World Congress of the Intern Union of Angiology, Munich 6–11 July, 1986, abstract

Pawlowski A, Haberman HF, Menon IA (1979) The effects of hyaluronidase upon tumour formation in balb/c mice painted with 7,12-dimethylbenz-(a)anthracene. Int J Cancer 23: 105–109

Penev I (1977) Induction and stimulation of labour activity by hyaluronidase administered cervically and oxytocin perfusion in women with prematurely ruptured membrane. Akush Ginekol (Sofia) 16/6: 399–406

Pessac B, Defendi V (1972) Cell aggregation: role of acid mucopolysaccharides. Science 175: 898–900

Petter O, Bellmann H (1971) Die Behandlung der progressiven Sklerodermie mit intravenös hochdosierter Hyaluronidase. Hautarzt 22: 32–33

Philpott DE (1965) Changes in fine structure of the frog lung induced by substances altering transcapillary exchange. Exp Med Surg 23: 288–314

Platt D, Hering FJ (1973) Einfluß von Calciparin auf durch Diaethylnitrosamin erzeugte Lebertumoren der Ratte. Arzneim-Forsch 23: 956–961

Prischl G (Fermentabteilung) (1984) Eigenschaften der Hyaluronidase. Sanabo Schaftenau, Interne Mitteilung, 1. 8. 1984

Qualitätssicherung (1984) Hyaluronidase 200 000 IE DFT: Untersuchung der Stabilität von Hyaluronidase in Kombination mit verschiedenen Zytostatika. Sanabo Bulk Kundl, Arbeitsbericht, 25. 4. 1984

Qualitätssicherung (1986) Hyaluronidase 200 000 IE: Kompatibilitätsprüfungen mit verschiedenen Zytostatika. Sanabo Schaftenau, Arbeitsbericht, 19. 8. 1986

Qualitätssicherung (Gstrein K, Weiler A) (1988) Kompatibilitätsprüfung von Farmorubicin mit Hyaluronidase. Biochemie GesmbH Kundl, Interne Mitteilung, 19. 4. 1988

Richter G, Richter W (1975) Zum Behandlungsrisiko bei intravenöser Hyaluronidasetherapie aus dermatologischer Sicht. Dermat Monatsschr 161: 952–955

Robert AM, Godeau G (1974) Action of proteolytic and glycolytic enzymes on the permeability of the blood-brain barrier. Biomedicine 21: 36–39

Rong GH, Grimm EA, Sindelar WF (1985) An enzymatic method for the consistent production of monodispersed viable cell suspensions from human solid tumours. J Surg Oncol 28: 131–133

Salkie ML (1980) Glycosaminoglycan metabolism following acute myocardial infarction and the effects of intravenous hyaluronidase therapy. Clin Biochem 13/2: 92–94

Sargent NSE, Price JE, Tarin D (1983) Effect of enzymic removal of cell surface constituents on metastatic colonisation potential of mouse mammary tumour cells. Br J Cancer 48: 569–577

Scheithauer W (1987) Experimentelle Evaluierung des Einflusses von Hyaluronidase auf die antineoplastische Wirksamkeit von Zytostatika. II. Universitätsklinik für Gastroenterologie und Hepatologie (Vorstand: G. Grabner), persönliche Mitteilung, 4. 4. 1987

Schill R (1958) Die Heilungsmöglichkeit der großen Empyemhöhle trotz beidseitig cavitärer Phthise. Medizinische Klinik 27: 1171–1180

Seifter J (1950) Studies on the pharmacology and toxicology of testicular hyaluronidase. Ann NY Acad Sci 52: 1141–1155

Seipelt H, Kohlheb O (1967) Die Mitoseaktivität des Ehrlich-Ascites-Carcinoms der weißen Maus nach intraperitonealen Hyaluronidase-Gaben. Arzneim-Forsch 17: 513–515

Senitz D, Kretschmar KH (1972) Tierexperimentelle Befunde bei intravenöser Applikation von Hylase „Dessau". Exp Path 6: 47–49

Shigematsu T, Dmochowski L (1973) Studies on the acid mucopolysaccharide coat of viruses and transformed cells. Cancer 31: 165–174

Skyvova M, Kocent A, Vermousek I (1973) Host-tumour relationship. XXXI. Acid glycosaminoglycans in the plasma and in the ascitic fluid of rats during experimental tumour growth. Neoplasma 20: 181–188

Stelzer R (1955) Die Wirkungssteigerung örtlich anzuwendender Antibiotika in Kombination mit Hyaluronidase. Wien Med Wochenschr 2: 46–47

Stern R, Smith HS (1988) Hyaluronic acid deposition in response to growth factors distinguishes normal from tumour-derived fibroblasts. Proceedings, Am Assoc Cancer Res, vol 29, abstract no 1010, p 254

Storch H, Dellas Th, Bellmann H (1978) Tierexperimentelle Untersuchungen zur Immunogenität, humoraler Nachweisreaktion und Anaphylaxiegefahr bei parenteraler Hyaluronidasegabe. Z Exp Chirurg 11: 128–133

Varma R, Varma RS (1983) In: Mucopolysaccharides – glycosaminoglycans – of body fluids in health and disease. De Gruyter, Berlin New York, pp 96–100, 107, 195, 253–254, 373–376, 381–390, 442, 463–466, 483–486

Wolf RA, Chaung L-Y, O'Hara D, Smith TW, Muller JE (1982) The serum kinetics of bovine testicular hyaluronidase in dogs, rats and humans. J Pharmacol Exp Ther 222: 331–337

Wozniak K-D, Braun W (1972) Erste Erfahrungen mit hochdosierter Hyaluronidase-Langzeittherapie („Hylase" Dessau) in der Dermatologie. Dtsch Gesundheitswesen 27: 1046–1048

Wozniak K-D, Braun W (1975) Zur Behandlung mit Hyaluronidase in der Dermatologie. Z Ärztl Fortbild 69: 1109–1110

Zänker KS, Blümel G, Holl E, Lange J, Siewert JR (1985) Regional chemotherapy of liver metastases in colorectal cancer guided by high-performance-liquid-chromatography measurements in plasma. Proceedings, 14th international congress chemotherapy, Kyoto/Japan (Recent Adv Chemother/Anticancer Section, pp 379–380)

Zänker KS, Blümel G, Lange J, Siewert JR (1986) Induction of response in previous chemotherapy resistant patients by hyaluronidase. Proceedings, 77th Annual Meeting, May 7–10, Los Angeles, California. Am Assoc Cancer Res, vol 27, abstract no 1550, p 390

Zänker KS, Trappe A, Blümel G (1982) In-vitro resistance of cloned human glioma cells to natural killer activity of allogeneic peripheral lymphocytes. Br J Cancer 46: 617–624

Zimmermann B, Merker H-J, Barrach H-J (1982) Basement membrane alterations after treatment with trypsin, hyaluronidase or collagenase. Virch Arch (Cell Pathol) 40: 9–15

# New Aspects for Treatment with Fosfomycin

Edited by **J.-P. Guggenbichler**

1987. 21 figures. VII, 143 pages. ISBN 3-211-81986-X
Soft cover DM 39,–, öS 275,–

Prices are subject to change without notice

**Contents:** Summary/Zusammenfassung. – H. Kayser: Activity of Fosfomycin Against Grampositive Bacteria. – P. H. Höger: Influence of Intracellularly Active Antibiotics (Fosfomycin, Rifampin, Sulfamethoxazole, Trimethoprim) on Normal Neutrophil Function in vitro. – G. Pfeifer, C. Frenkel, U. Hörnchen, and F. Bartels: Investigation of Fosfomycin Concentrations in the Cerebrospinal Fluid (CSF) and its Clinical Significance in Neurosurgical Patients. – J.-P. Guggenbichler, G. Menardi, and J. Hager: Antimicrobial Therapy of Bacterial Meningitis in Premature- and Newborn Infants and Shunt Infections.– H. Tritthart: Fosfomycin in Cerebral and Spinal Abscesses. – B. Roth, G. Mattarelli, and F. Bartels: Fosfomycin in the Treatment of Chronic Osteitis. – J.-P. Guggenbichler, H. Bonatti, and F. Rottensteiner: Resistance of Intracellular Killing of Staphylococci by Macrophages as New Pathophysiologic Concept of Acute Hematogenous Osteomyelitis in Children and Therapeutic Consequences. – H. J. Peters: Fosfomycin in the Treatment of Severe Urinary Tract Infections. – R. Achatzy, F. Daschner, N. Pittlik, and F. Bartels: Penetration of Fosfomycin into Heart Valves, Subcutaneous and Muscle Tissue of Patients Undergoing Open Heart Surgery. – C. Krüger: Fosfomycin in the Treatment of Pulmonary Infections Combined with Heart Failure. – H. Meyer: Fosfomycin in Cystic Fibrosis. – U. Bode, B. Hülsmann, M. Erps, and S. Soutadji: Fosfomycin in Pediatric Oncology. – W. Marget and K. Lohse: Fosfomycin in the Treatment of Infections Difficult to Treat.

Summary of various aspects of fosfomycin in infections, where presently accepted treatment modalities give less satisfactory results. Microbiological, pharmakokinetic and clinical investigations are reported. Therapeutic trials concentrate on infections where patients had previously been treated with various antibiotics without success. Fosfomycin in combination with various other antibiotics revealed clinical results not obtained in previous modes of therapy.

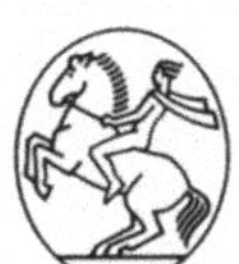

**Springer-Verlag Wien New York**

Moelkerbastei 5, A-1010 Wien ● Heidelberger Platz 3, D-1000 Berlin 33 ● 175 Fifth Avenue, New York, NY 10010, USA ● 37-3, Hongo 3-chome, Bunkyo-ku, Tokyo 113, Japan